歯科医院のための
全身疾患医療面接ガイド
改訂版

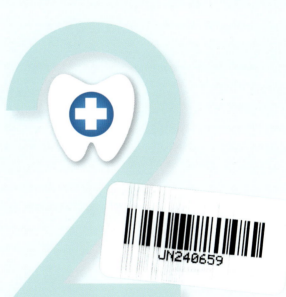

序

　少子高齢化社会といわれて久しい。必然的に歯科医院にも様々な内科的疾患やロコモティブ症候群の患者さんが多く来院するようになった。高血圧症、心臓病、糖尿病、高脂血症、脳梗塞、認知症などで複数の薬を服用している患者さん、喘息・アレルギー疾患を有している患者さんなどの歯科治療に当たっては、患者背景を十分に把握し、慎重に対処することが要求される。そのためには、内科疾患をよく理解し、簡便で詳細かつ正確な医療面接技術を習得する必要がある。

　1985年4月、メディア社から『有病者の歯科治療ガイド ― 問診表による患者管理』という一冊の書籍が出版された。"安全な歯科医療"をコンセプトとしたこの本は15,000部以上の販売実績を有するベストセラーとして注目された。

　『歯科医院のための全身疾患医療面接ガイド』は、前回の『有病者の歯科治療ガイド ―問診表による患者管理』の内容を一新した、新しい知見に基づく全面改訂新版である。そして電子カルテシステム『With（ウィズ）』の「歯科問診・医療面接支援システム（特許第6334852号）」の原型にもなった。

　本書の特徴は、まず疾患の概要を説明し、その後に患者さんに問いかける形で要領よく患者さんの状態を把握している点である。とくに、疾患の解説ではふんだんに図表を用いて簡便に分り易く説明し、コラムで追補しながら、「歯科治療時の注意点」についても十分な紙面を割いた。

　本書は歯科医院で常用されている「予診票」に基づき、歯科治療を行うにあたって必要な患者さんの有する医科疾患への理解とそれに対する対処法を実践的にまとめたものである。A5判、240ページとコンパクトで使い易く、診療中は常に手元において使用して頂けるように構成されている。多くの読者にとって有益な伴侶となることを期待している。

　令和元年12月

柴崎浩一

さらなる聞き上手な歯科医師になるために
― 差し迫る医療連携、対応の第一歩は医療面接 ―

　本書の第1版は、2013年6月に発刊された。お陰様で、これまでに5刷まで増刷を重ね、概ね7,000部が世に出ている。実に歯科医院10件に1冊はこの本があることになる。もっとも、本書の原点とも言うべき、36年前にメディア株式会社が発行した『有病者の歯科治療ガイド―問診表による患者管理』の1万部には届いてはいないが、医療面接に目を向けていただいたことに、この場を借りて感謝申し上げたい。

　前版のはじめに「今後の健康保険法および医療法の改正をこの時代に適応させることが急務であり、地域の医療機関が連携し、地域完結型医療を実現するための具体的な方略があたかもスコールのように我々に浴びせられるはずである」と記したが、平成28年度診療報酬改定では、歯の形態回復を主体とした医療機関完結型の歯科医療から、加えて口腔機能の維持・回復の視点も含めた地域包括ケア(地域完結型医療)における歯科医療提供体制の構築がはじまった。また、30年度の改定では、総合医療管理加算が新設され、糖尿病、骨吸収抑制薬投与中、感染性心内膜炎のハイリスク、関節リウマチ、血液凝固阻止剤投与中の患者の全身状態や服薬状況等についての必要な診療情報の提供を医科から受けて管理を実施した場合の評価、また、歯科治療総合医療管理料は歯科治療時医療管理料とその名を変え、喘息、慢性気管支炎、糖尿病、甲状腺機能低下症、甲状腺機能亢進症、副腎皮質機能不全、てんかん、慢性腎臓病（腎代替療法を行う患者に限る。）患者、人工呼吸器装着患者、在宅酸素療法実施中の患者がその対象疾患に加わった。さらには、診療情報連携共有料が新設され、これまでの所謂対診が評価された。

今回の改訂は、これらを網羅すべく、内容の見直し、COPD（慢性閉塞性肺疾患）、骨粗鬆症、副腎皮質機能不全、関節リウマチ、うつ病、骨吸収抑制薬および服用患者への対応、新たな糖尿病用薬および喘息治療薬の解説、抗血栓薬の解説等を加えた。

　高齢化の進展とともに患者の疾病構造は多様化しており、患者一人一人がその状態に応じた適切な医療を安心して受けることができるようにするためにも、我々歯科医師の対応の第一歩は、より完成度の高い医療面接である。

　差し迫る「医療連携が当たり前の時代」に求められる「さらなる聞き上手な歯科医師」になるために、そして「安全安心な歯科医療」を提供し続けるために、本書が一助となれたら幸いである。

　　令和元年12月

　　　　　　　　　　　　　編集代表　　藤井一維

目次

序 —————————————————————————— 003

さらなる聞き上手な歯科医師になるために —————— 004
― 差し迫る医療連携、対応の第一歩は医療面接 ―

予診票（問診票）と本書の使い方 ————————————— 008

第1部　医療面接から患者を把握する

第1章　既往歴（全身疾患の現病歴・既往歴）からのチェック

高血圧 ————————————————————————— 018

狭心症・心筋梗塞 ——————————————————— 024

不整脈 ————————————————————————— 028

心臓弁膜症 —————————————————————— 032

心筋症 ————————————————————————— 038

先天性心疾患 ————————————————————— 042

心不全 ————————————————————————— 046

糖尿病 ————————————————————————— 050

喘息 —————————————————————————— 056

COPD（慢性閉塞性肺疾患）————————————— 062

肝臓病（肝炎等）————————————————————— 068

腎臓病 ————————————————————————— 074

甲状腺疾患 —————————————————————— 080

副腎皮質機能不全 ——————————————————— 084

アレルギー —————————————————————— 088

関節リウマチ ————————————————————— 096

がん —————————————————————————— 102

脳卒中 ————————————————————————— 106

認知症 ————————————————————————— 112

骨粗鬆症 ——————————————————————— 118

HIV —————————————————————————— 126

てんかん ——————————————————————— 130

うつ病 ————————————————————————— 134

第2章　服用中薬剤・治療状況からのチェック

循環器系薬剤 ———————————————————— 140

心臓ペースメーカ、植込み型除細動器（ICD）など ———————— 144

血液・体液用薬 ┃ 抗血栓薬 ————————————————— 148

糖尿病用薬 ————————————————————— 152

副腎皮質ステロイド薬 ———————————————— 158

腫瘍用薬・免疫抑制剤 ———————————————— 164

骨吸収抑制薬 ————————————————————— 168

中枢神経系用薬 ┃ 解熱鎮痛消炎薬 ——————————————— 174

睡眠鎮静薬、抗不安薬 —————————————— 178

抗てんかん薬 ———————————————————— 182

抗うつ薬 ——————————————————————— 186

第3章　日常生活からのチェック

階段を休まずに2階まで昇れますか？ ——————————— 192

胸がしめつけられるような痛みを感じたことがありますか？ ————— 196

食べる時にむせることがありますか？ ——————————— 200

意識がなくなったり、気が遠くなったことがありますか？ ————— 204

歯科治療中に気分が悪くなったことがありますか？ —————— 208

けがをした時に血が止まりにくかったことがありますか？ ————— 212

妊娠・授乳中ですか？ ———————————————— 216

第2部　医療連携への入門

第1章　臨床検査の考え方・読み方

臨床検査の考え方 ————————————————— 222

臨床検査の読み方 ————————————————— 224

第2章　照会状（対診書）と紹介状の書き方

診療情報連携共有料を活かせ！ ——————————— 229

照会状（診療情報提供依頼書）の記載事項 —————————— 230

紹介状（診療情報提供書）の記載事項 ———————————— 232

参考文献一覧 ————————————————————— 234

予診票（問診票）と本書の使い方

1. はじめに【必ずお読みください】

問診？　予診？　医療面接？

問診　という用語は、患者に質問をして病状を問うこと、正確な病歴を得ること、医療者側の知りたいこと（診断に必要な詳細な病歴）に特化している。生物・医学的な側面だけを重視した診断・治療であれば、この考えで十分であったが、現在の医療では不十分であると指摘されるようになった。また、問診は、その主語や動作は医療者である。

予診　とは、「主治医が初診時（再初診を含む）に、事前に患者の病歴や症状などを、予備的に聞いておくこと」である。

なお、前版までは問診票と記載していたが、既に教育現場では「問診」という用語を使用していないことから、改訂版からは「予診票」とした。

患者からの最初の情報は、初診時に患者自身で記入する予診票であるが、予診票という表現は医療者視点の用語であることから、患者向けの用紙のタイトルは「診療の前に」とした。

医療面接　とは、時間を費やして医師と患者との良好な関係をつくりながら、コミュニケーション技法を用いて、患者やその家族等から情報や訴えを聴き取ることをいう。医療面接で得た情報と検査結果を合わせて、的確な診断・治療を行う。

聴取する内容は、主訴、現病歴、社会歴、既往歴、家族歴など、患者理解のための情報である。

同時に、ラポール（信頼関係）の確立、感情への対応、そして患者教育と治療への動機づけが必要である。医療は患者と医療者との信頼関係のうえに成立するものであり、初診時に信頼関係を芽生えさせられるか否かが非常に重要となる。

予診票からはじまる医療面接を「ガイド」

　本書の第1部は、予診票の記入内容をもとに、3つのファクター別で医療面接をガイド・解説している。

①患者の申出の既往歴を疾患別に、さらにどのような情報を収集する必要があるのか、その際に何を聴くべきかについて、順を追って追加質問できるように構成している。

②服用中薬剤からのチェックとして、与薬されている薬剤を知ったうえで行うべき追加質問事項を掲げた。

③日常生活で患者が感じている事象から、潜在している全身疾患を見つけなければならないこともあり、患者の訴える日常生活上の気になる事柄からいったい何に注意を要するかなどをチェックできるように構成している。

　第2部では、医療連携に主体をおいた。主な臨床検査データの基準値やその検査の意義等のポイントをわかりやすくまとめた。また、医療連携で必須とされる照会状（診療情報連携共有に係る照会）や紹介状を記載する際のポイントについても記述している。

　以上のように、本書は、医療面接がスムーズに進み、さらに、その完成度を高めるための「ガイド」に特化している。したがって、疾患や薬剤および検査等の詳細については、別の成書を参照されたい。

編集代表　　藤井一維

予診票（問診票）と本書の使い方

予診票（問診票）

2. 予診票（問診票）について

◆ **予診票（問診票）テンプレートは、下記URLよりダウンロードいただけます** ◆

⇒ **www.media-inc.co.jp/books/monshin/**

◎ PDF版とWord版があります。
◎ Word版は、そのままご利用いただいても、あるいは改変や
流用してもご活用いただけます。

主訴

主訴に関する項目です。
Word版をダウンロード後、貴医院の予診内容に修正して
お使いいただくことも可能です。

既往歴（全身疾患の現病歴・既往歴）

現病歴および既往歴に関する項目です。
　現病歴＝チェックマークを入れます。
　既往歴＝病名に × 印を入れます。

服用中薬剤・治療状況

服用中薬剤に関する項目です。
ペースメーカ等についてもチェックします。

※「当院使用欄」については、016 ページをご参照ください。

**こちらの項目は、本書
に連動しています。
予診票テンプレートを
ご利用の際は、修正せ
ずにご使用ください。**

◎ **本書との連動につき
ましては、014 ページ
をご参照ください。**

日常生活

日々の状態から、全身疾患を把握するためのチェック項目
です。
患者自身の認識が薄い可能性もありますので、本書を参考
に医療面接を行ってください。

予診票（問診票）

1

カルテ No.　　　　　　　受付日　　年　　月　　日

診療の前に

当医院は、あなたの健康状態を知り、安全な歯科治療に努めたいと考えています。
下記質問へのご回答をお願いいたします。

◆ 歯について
[1]　いかがされましたか？
　　□ 歯が痛い（□ かすかに ＜ □ 軽く ＜ □ かなり ＜ □ 強く ＜ □ 耐えられない程）
　　□ 歯がしみる　　□ 歯が浮いている　　□ 歯ぐきから血が出る　　□ 歯ぐきが腫れた
　　□ 口内に何かできた　　□ 詰め物が取れた　　□ 義歯が壊れた　　□ 歯を入れてもらいたい
　　□ その他（　　　　　　　　　　　　　　　　　　　　　　　　　　　　　　　　　　　）

[2]　今回より前に歯科診療を受けたことはありますか？
　　□ ない　□ 当医院　□ 他の医院　で、（　　）日前（　　）週間前（　　）か月前（　　）年前
　　　　　　　　　　　　⇒現在は、□ 完治した　□ 通院中　□ 途中で止めた

◆ 歯以外の病気について
[3]　通院中・治療中の病気はありますか？　　□ ない
　　現在治療中の病気は□にチェックを、過去に治療した病気は病名に×印をお願いします。
　　□ 高血圧 018　　□ 狭心症 024　　□ 心筋梗塞 024　　□ 不整脈 028　　□ 心臓弁膜症 032
　　□ 心筋症 038　　□ 先天性心疾患 042　　□ 心不全 046　　□ 糖尿病 050
　　□ ぜんそく 056　　□ COPD 062　　□ 肝臓病 068　　□ 腎臓病 074　　□ 甲状腺疾患 080
　　□ 副腎皮質機能不全 084　　□ アレルギー 088　　□ 関節リウマチ 096　　□ がん 102
　　□ 脳卒中 106　　□ 認知症 112　　□ 骨粗しょう症 118　　□ HIV 126　　□ てんかん 130
　　□ うつ病 134
　　□ その他（　　　　　　　　　　　　　　　　　　　　　　　　　　　　　　　　　　　）

◆ お薬・治療状況について
[4]　現在服用中の薬剤はありますか？
　　□ ない　　□ ある／（□ お薬手帳　□ お薬）を持ってきている
　　①服用中の薬剤がある方は、お薬の名前（不明な場合は何のお薬か）を教えてください。
　　　（　　　　　　　　　　　　　　　　　　　　　　　　　　　　　　　　　　　　　　）

当院使用欄	□ 循環器系薬剤 140	□ 抗血栓薬 148	□ 糖尿病薬 152	□ 副腎皮質ステロイド薬 158
	□ 腫瘍用薬・免疫抑制剤 164	□ 骨吸収抑制薬 168	□ 解熱鎮痛消炎薬 174	
	□ 睡眠鎮静薬、抗不安薬 178	□ 抗てんかん薬 182	□ 抗うつ薬 186	□ その他

　　②ペースメーカ、または胸の中に何か埋め込んでいますか？　□ はい　□ いいえ 144

◆ おからだの状態について
[5]　生活の中で気になる おからだ の状態を教えてください。
　　①階段を休まずに２階まで昇れますか？　　　　　　　　　　　①□ はい　□ いいえ 192
　　②胸がしめつけられるような痛みを感じたことがありますか？　②□ はい　□ いいえ 196
　　③食べる時にむせることがありますか？　　　　　　　　　　　③□ はい　□ いいえ 200
　　④意識がなくなったり、気が遠くなったことがありますか？　　④□ はい　□ いいえ 204
　　⑤歯科治療中に気分が悪くなったことがありますか？　　　　　⑤□ はい　□ いいえ 208
　　⑥けがをした時に血が止まりにくかったことがありますか？　　⑥□ はい　□ いいえ 212
　　⑦妊娠・授乳中ですか？　　　　　　　　　⑦□ はい　□ 可能性・疑いあり　□ いいえ 216

予診票（問診票）と本書の使い方

予診票（問診票）

生活習慣　※歯科疾患管理料（初回用）関連項目

歯科疾患管理料の関連項目です。
※本書は、日本歯科医師会版に準拠しています。

マーケティング項目

患者の要望や、来院の動機等を明確にするためのチェック項目です。
単にマーケティングデータを取得するだけではなく、「歯科医院ではどういったことを教えてもらえるのか」「どんな治療があるのか」を簡単に明示することにより、潜在的な要望に"気づき"を与えます。
Word版をダウンロード後、貴医院のヒアリングパターンに修正してお使いいただくことも可能です。

署名欄

氏名等を記入すると同時に、予診票の記載内容についての責任をもってもらうという欄です。
必ず患者が手書きで記入する必要があります。
歯科医院では個人情報の保護が前提となりますので、患者に関わる情報を厳正に取り扱う旨を患者に明示します。
なお、院内スタッフにも、受け取った予診票を他の患者が目にできてしまう場所に放置しない等、大事な患者情報を確実に守る意識づけの徹底が必要不可欠です。

2

◆生活習慣について

[6] 生活習慣について教えてください。

　①歯磨きは、
　　【時間帯】□ 起床後　□ 朝食後　□ 昼食後　□ 夕食後　　□ 就寝前
　　【1回の時間】（　　　）分程度
　　【使うもの】□ 歯ブラシ　□ フロス　□ 歯間ブラシ　□ その他（　　　　　　　　　　）
　②喫煙習慣は、□なし　□あり　□過去にあり
　③睡眠時間は、1日平均（　　　）時間程度
　④習慣的によく飲むものは、□なし　□あり
　⑤間食は、□ しない　□ 規則正しく摂る　□ 不規則に摂る

◆治療のご希望ついて

[7] ご希望の治療を教えてください。

　□ 悪いところは全部治療したい
　□ 痛いところだけ、希望するところだけ治したい
　□ 歯の磨き方などについても教えて欲しい
　□ 検査・クリーニングについて教えて欲しい
　□ できるだけ保険を使った治療を希望
　□ 保険のルールがよく分からないので説明して欲しい
　□ 自費治療を含む最善の治療方法の説明を受けた上で、自分で選択したい

◆当医院へのご要望など

[8] ご来院いただきありがとうございます。来院の動機を教えてください。

　□ 他の医院からの紹介（紹介元：　　　　　　　　　　　／ □ 紹介状を持っている）
　□ 医院以外の方にすすめられた／□ 家族の勧め　□ 友人・知人の勧め　□ その他（　　　　　）
　□ 自宅・職場に近いから
　□ 雰囲気が良いと聞いて
　□ その他（　　　　　　　　　　　　　　　　　　　　　　　　　　　　　　　）

[9] 当医院へのご要望がありましたら教えてください。

　（　　　　　　　　　　　　　　　　　　　　　　　　　　　　　　　　　　　　）

フリガナ			性別	生年月日	
氏名			男・女	年　　月　　日生まれ 歳	
現住所	〒　　－				
連絡先電話番号	自宅	携帯	メールアドレス		

ご記入いただいた個人情報は、当歯科医院の個人情報取り扱いポリシーに従い、厳正に取り扱いいたします。

<u>以上で終了です。ありがとうございました。</u>

予診票（問診票）

013

予診票（問診票）と本書の使い方

予診票（問診票）

3. 予診票（問診票）から本書を参照する

《予診票》　　　　　　　　　　　　　《医療面接》

ガイドコード

予診票（問診票）テンプレートに記載されているガイドコードは、本書のページ数と連動しています。
予診票（問診票）にチェックが入った項目から、シームレスに医療面接や注意点を参照できます。

☐ 不整脈 028　➡　028 不整脈

▼ 予診票（問診票）テンプレート「既往歴」欄

［3］ 通院中・治療中の病気はありますか？　　☐ ない
　　　現在治療中の病気は☐にチェックを、過去に治療した病気は病名に×印をお願いします。
　　　☐ 高血圧 018　　☐ 狭心症 024　　☐ 心筋梗塞 024　　☐ 不整脈 028　　☐ 心臓弁膜症 032
　　　☐ 心筋症 038　　☐ 先天性心疾患 042　　☐ 心不全 046　　☐ 糖尿病 050
　　　☐ ぜんそく 056　　☐ COPD 062　　☐ 肝臓病 068　　☐ 腎臓病 074　　☐ 甲状腺疾患 080
　　　☐ 副腎皮質機能不全 084　　☐ アレルギー 088　　☐ 関節リウマチ 096　　☐ がん 102
　　　☐ 脳卒中 106　　☐ 認知症 112　　☐ 骨粗しょう症 118　　☐ HIV 126　　☐ てんかん
　　　☐ うつ病 134
　　　☐ その他（　　　　　　　　　　　　　　　　　　　　　　　　　　　　　　）

※ 予診票（問診票）テンプレート「服用中薬剤：当院使用」欄、「日常生活」欄にも同様に、
　 ガイドコードが記載されています。

014

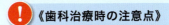

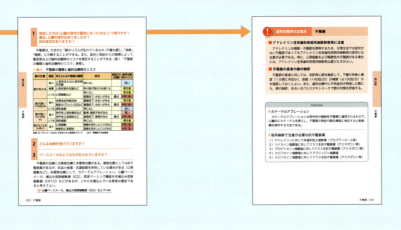

医療面接ページ

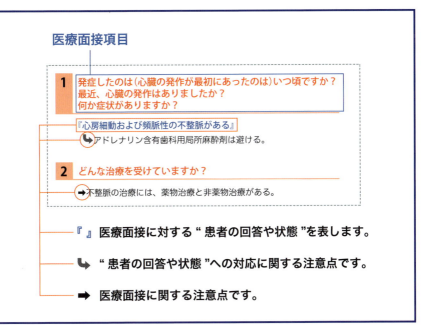

015

4. 本書利用のポイント

◎ 服用中薬剤は、予め調べておいたほうが、医療面接の効率は上がる。

▼ 予診票（問診票）テンプレート「服用中薬剤：当院使用」欄

当院使用欄	□ 循環器系薬剤 140	□ 抗血栓薬 148	□ 糖尿病用薬 152	□ 副腎皮質ステロイド薬 158
	□ 腫瘍用薬・免疫抑制剤 164	□ 骨吸収抑制薬 168	□ 解熱鎮痛消炎薬 174	
	□ 睡眠鎮静薬、抗不安薬 178	□ 抗てんかん薬 182	□ 抗うつ薬 186	□ その他

　患者が予診票（問診票）に記入した薬剤については、予め薬剤関連書籍等で薬効分類を含む薬剤の効能効果、使用上の注意、用法をお調べください。
　予診票（問診票）テンプレートの服用中薬剤項目には、「当院使用欄」があり、そちらに本書で注意事項を示している薬剤カテゴリーについて、チェックできるようになっています。

◎「概要」と「歯科治療時の注意点」は、事前に精読する。

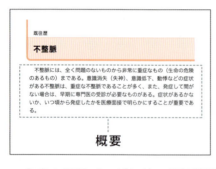
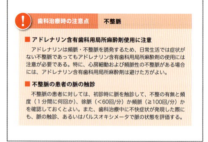

　各章の開始ページには、概要説明があります。また、医療面接項目の注意点や解説だけでは説明できない重要注意事項は「歯科治療時の注意点」として記載しています。
　この2点につきましては、歯科診療をする上で、必要不可欠な知識です。本書をご利用になる前に、予め精読することをお奨めします。

第1部 | 医療面接から患者を把握する

第 **1** 章

既往歴（全身疾患の現病歴・既往歴）からのチェック

高血圧	018
狭心症・心筋梗塞	024
不整脈	028
心臓弁膜症	032
心筋症	038
先天性心疾患	042
心不全	046
糖尿病	050
喘息	056
COPD（慢性閉塞性肺疾患）	062
肝臓病（肝炎等）	068
腎臓病	074
甲状腺疾患	080
副腎皮質機能不全	084
アレルギー	088
関節リウマチ	096
がん	102
脳卒中	106
認知症	112
骨粗鬆症	118
HIV	126
てんかん	130
うつ病	134

予診票（問診票）

既往歴

服用中薬剤

日常生活

017

既往歴

高血圧

　日本人の概ね半数が血圧に異常があるとされる。症状がほとんどないことも相まって、あまり危険な状態という意識がないまま、長い年月の間に、ひそかに血管を蝕んでいくため、「サイレント・キラー」とも呼ばれる、実はおそろしい疾患である。

　高血圧は、原因が特定できない高血圧（日本人の高血圧の大部分で本態性高血圧）と、検査で原因が明確となった高血圧（二次性高血圧または症候性高血圧）の2つに分類される。

歯科医院でも血圧測定を

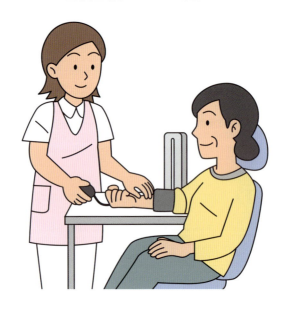

医療面接

1 いつ頃から高血圧または血圧が高めといわれていますか？

『高血圧を指摘されてからの期間が長い』
 ↳冠動脈などの動脈硬化も進行している可能性がある。

2 普段の血圧はどのくらいですか？

 ➡収縮期血圧＝140mmHg以上・拡張期血圧＝90mmHg以上の血圧
   は、Ⅰ度、Ⅱ度、Ⅲ度に分類されている。

3 定期的に受診し、服薬していますか？

 ➡基本的に内科主治医に対診し、その結果からリスクを判定する。

『健診等で指摘されているが、内科に受診していない』
 ↳内科への受診を促す。

4 高血圧以外に循環器系の疾患はありますか？

『合併症がある』
 ↳高血圧のリスクは増大する。

5 ちょっと血圧を測りましょう。

『初診時に高血圧がチェックされた』
 ↳必ず血圧を測定。

既往歴

高血圧

高血圧｜019

1 いつ頃から高血圧または血圧が高めといわれていますか？

高血圧を指摘されてからの期間が長いと、冠動脈などの動脈硬化も進行している可能性もある。

2 普段の血圧はどのくらいですか？

高血圧は、Ⅰ度、Ⅱ度、Ⅲ度に分類されている。収縮期血圧と拡張期血圧が異なる分類に属する場合は高い方に分類する。

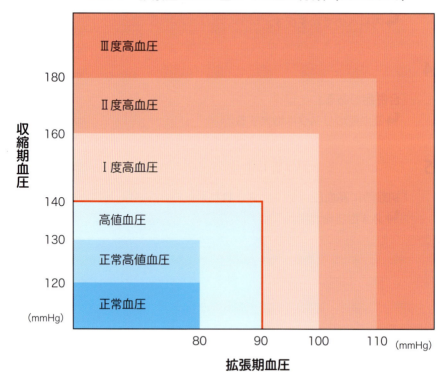

■表1　診察室血圧に基づく血圧の分類（JSH2019）

日本高血圧学会／高血圧治療ガイドライン2019
「表2－5 成人における血圧値の分類」より改変

3 定期的に受診し、服薬していますか？

　基本的には、内科主治医に対診し、その結果からリスクを判定する。いずれにしても、内科のコントロール下にある患者に対し歯科治療を行うべきであり、健診等で指摘はされていても内科に受診していない場合は内科への受診を促し、コントロール下にすべきである。

　内服があり、定期的に受診している場合は、歯科治療中の血圧の変動も少ないことが多いが、コントロールされていないと突然異常に上昇することもある。また、投薬内容から基礎疾患を疑うまたは推定することもできる。

　基礎疾患がない場合の高血圧に対する投薬は、どの薬剤から開始しても良く、その際はCa拮抗薬、ARB/ACE阻害薬、少量の利尿薬から開始されることが多い。したがって、複数の降圧薬の服用の場合は、表2「主要降圧薬の積極的適応（JSH2019）」を参考に、他の基礎疾患もあることを疑う、または推定することもリスク評価に有効である。

■表2　主要降圧薬の積極的適応（JSH2019）

	Ca 拮抗薬	ARB/ACE 阻害薬	サイアザイド系利尿薬	β遮断薬
左室肥大	●	●		
LVEF の低下した心不全		● *1	●	● *1
頻脈	●（非ジヒドロピリジン系）			●
狭心症	●			● *2
心筋梗塞後		●		●
蛋白尿 / 微量アルブミン尿を有する CKD		●		

＊1：少量から開始し、注意深く漸増する
＊2：冠攣縮には注意

日本高血圧学会／高血圧治療ガイドライン 2019
「表5－1主要降圧薬の積極的適応」より

既往歴

高血圧

高血圧｜021

4 高血圧以外に循環器系の疾患はありますか？

　糖尿病、脳出血、脳梗塞、無症候性脳血管障害、一過性脳虚血発作、左室肥大、狭心症、心筋梗塞、心不全、蛋白尿、腎障害・腎不全、動脈硬化性プラーク、頸動脈内膜・中膜壁厚肥厚、大血管疾患、閉塞性動脈疾患、高血圧性網膜症などの合併症があると高血圧のリスクは増大する。

■表3　診療室血圧に基づいた脳心血管病リスク層別化（JSH2019）

リスク層 ＼ 血圧分類	高値血圧 130-139/ 80-89mmHg	Ⅰ度高血圧 140-159/ 90-99mmHg	Ⅱ度高血圧 160-179/ 100-109mmHg	Ⅲ度高血圧 ≧180/ ≧110mmHg
リスク第一層 （予後影響因子がない）	低リスク	低リスク	中等リスク	高リスク
リスク第二層 （年齢（65歳以上）、男性、脂質異常症、喫煙のいずれかがある）	中等リスク	中等リスク	高リスク	高リスク
リスク第三層 （脳心血管病既往、非弁膜症性心房細動、糖尿病、蛋白尿のあるCKDのいずれか、または、リスク第二層の危険因子が3つ以上ある）	高リスク	高リスク	高リスク	高リスク

層別化で用いられている予後影響因子は、血圧、年齢（65歳以上）、男性、脂質異常症、喫煙、脳心血管病（脳出血、脳梗塞、心筋梗塞）の既往、非弁膜症性心房細動、糖尿病、蛋白尿のあるCKDである。

日本高血圧学会／高血圧治療ガイドライン2019
「表3－2診療室血圧に基づいた脳心血管病リスク層別化」より

5 ちょっと血圧を測りましょう。

　初診時に高血圧がチェックされたら、必ず、血圧を測定する。

歯科治療時の注意点　高血圧

■ 診療においても治療前・治療中・治療後に血圧を測定する。

歯科治療に限らず、高血圧の患者は、ちょっとしたことで血圧が大きく変動する。診療においても治療前・治療中・治療後に血圧を測定する。

■ 精神的ストレスおよび疼痛を与えない（内因性カテコールアミン分泌による循環への影響の軽減）

歯科治療時医療管理料の算定対象疾患でもあることから、疾患の性質上、本来であれば精神鎮静法の併用が望ましい。また、高血圧患者では、圧受容体反射の異常反応や降圧薬の影響で起立性低血圧を起こしやすいので、治療中・治療後の体位変換は緩徐に行う。

■ 局所麻酔剤・血管収縮薬との関連

内科的にコントロールされている場合には、アドレナリンは40μgまで使用可能とされているが、病状によりコントロール下でも重度の場合は、20μg以下に留める。

また、フェリプレシンは、臨床使用量では循環への悪影響の報告はないが、血管収縮作用はアドレナリンよりも弱い。また、大量投与で冠動脈の収縮作用を起こすことがあるので、注意が必要である。最も大切なことは、確実な局所麻酔の奏功であり、内因性カテコールアミンの分泌を可及的に抑制することである。

---

column

▶高血圧の放置に注意

せっかく定期健診で早いうちに発見でき、「精密検査を受けるように」と指導されても、自覚症状がないことを理由に放置する人が、実際には相当数いることを常に意識する。また、高血圧は放置すると、血管が硬くなる動脈硬化となり、のちに虚血性心疾患（狭心症、心筋梗塞）や脳卒中などの発作を起こす恐れがある。

既往歴

狭心症・心筋梗塞

　狭心症と心筋梗塞は、冠動脈の狭窄または閉塞によって発症する心疾患であり、虚血性心疾患あるいは冠動脈疾患と呼ばれている。このうち急性心筋梗塞（AMI）と不安定狭心症は、急性冠症候群（ACS）と呼ばれ、心臓突然死の最も多い原因となっている。

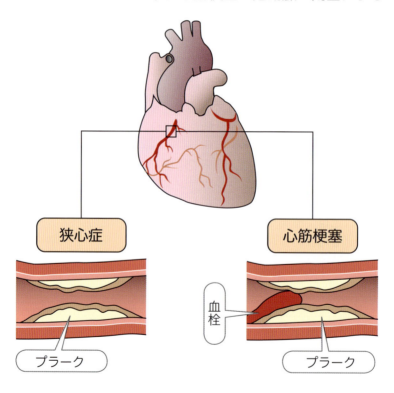

医療面接

1 発症したのは（心臓の発作が最初にあったのは）いつ頃ですか？
最近、心臓の発作はありましたか？

『最初の狭心症発作から2か月間』『最近の発作から1か月間』
　↳積極的な歯科治療は避ける。

『心筋梗塞の発症から1か月間』
　↳歯科治療を避ける（再梗塞の危険性が高い）。

『心筋梗塞の発症から6か月間』
　↳ストレスを与えるような観血的処置を避ける。

2 どんな治療を受けましたか？

『ステント留置後6週間』『冠動脈バイパス術（CABG）後1か月間』
　↳歯科治療を避ける。

『薬剤溶出性ステント留置後12か月間』
　↳侵襲の大きな歯科治療を避ける。

3 今、薬を飲んでいますか？（どんな薬ですか？）

『抗不整脈薬』
　↳局所麻酔で注意が必要な抗不整脈薬がある。
　　☞ 不整脈 P028

『抗血小板薬・抗凝固薬』
　↳抗血小板薬・抗凝固薬は基本的には中止しない。
　　（抜歯などの観血的処置には、十分な局所的な止血処置が必要）
　　☞【血液・体液用薬】抗血栓薬 P148

4 階段を休まずに2階まで昇れますか？

　➡心筋梗塞によって心不全になっている場合がある。
　　☞ 階段を休まずに2階まで昇れますか？ P192

既往歴

狭心症・心筋梗塞

1 発症したのは（心臓の発作が最初にあったのは）いつ頃ですか？
最近、心臓の発作はありましたか？

　発作からの期間は、狭心症や心筋梗塞患者のリスク評価の目安になる（表1「虚血性心疾患の分類と歯科治療時のリスク」参照）。不安定狭心症であれば急性心筋梗塞（AMI）に移行する危険性があるため、不安定狭心症であるかどうかの鑑別が重要である。安静時狭心症の発作から48時間以内は心筋梗塞発症のリスクが高い。

■表1　虚血性心疾患の分類と歯科治療時のリスク

	病態による分類	誘因による分類	臨床経過による分類	発症からの期間	歯科治療時のリスク
狭心症			安定狭心症		低い
		労作性狭心症			安定していれば低い
	器質性狭心症				安定していれば低い
	冠攣縮性狭心症（異型狭心症を含む）	安静時狭心症			要注意
					要注意
			不安定狭心症	新規発症	高い
				6か月以上ぶりに発作の再発	高い
				2か月以内に発症	高い
				1か月以内に安静時に発作	高い
				48時間以内に安静時に発作	非常に高い
心筋梗塞				1か月以内	非常に高い
				6か月以内	比較的高い
				6か月以上発作がない	要注意
				数年発作がない	安定していれば低い

2 どんな治療を受けましたか？

　保存的治療（薬物療法）と侵襲的治療（冠血行再建術）がある。冠血行再建術として、ステント留置による冠動脈インターベンション治療（PCI）と冠動脈バイパス術（CABG）がある。いつ、何をどのように行ったか、その後の経過について医療面接で明らかにしておくべきである。

歯科治療時の注意点　狭心症・心筋梗塞

■ 歯科治療を避ける期間

　狭心症の最初の発作から2か月間、最近の発作から1か月間は積極的な歯科治療は避けるべきである。心筋梗塞の発症から1か月間は再梗塞の危険性が高いので、歯科治療は避ける（表1「虚血性心疾患の分類と歯科治療時のリスク」参照）。心筋梗塞後徐々に再梗塞の危険性は低くなるが、6か月以内はストレスを与えるような観血的処置は避けたほうがよい。
　一般に、冠血行再建後、早期に非心臓手術を施行した場合には、心血管合併症や死亡が多いことから、ベアメタルステント留置後は6週間の期間、冠動脈バイパス術（CABG）を受けた症例においては1か月の期間を空けてから、侵襲的歯科治療を行ったほうがよい。また、薬剤溶出性ステントが留置されている場合、留置後12か月は、侵襲的歯科治療は避けた方が無難であると考えられる。

---

column

▶不安定狭心症

　不安定狭心症とは、下記のいずれかに該当するものである。
1）新たに発生した労作狭心症、あるいは少なくとも6か月以上発作のなかったものが再発したもの。
2）労作狭心症の発作の頻度の増加、持続時間の延長、疼痛および放散痛の増強、軽度の労作でも生じやすく、ニトログリセリン舌下錠の効果が悪くなったもの。
3）安静時に発作を生じ、15分以上持続し、ニトログリセリンに反応しにくいもの。

▶冠動脈インターベンション治療（PCI）とステント留置

　冠動脈インターベンション治療（PCI）とは、冠動脈内に筒状のステントを留置して狭窄部位を広げる方法で、薬物治療で改善しない場合に適用されている。ステントには様々な種類があり、金属が露出したベアメタルステント、金属に膜をコーティングしたものがあるが、近年、薬剤溶出性ステント（Drug-eluting stent：DES：デス）が多く使用されている。ステント留置後早期にはステント内血栓症を発症する危険があり、それを防ぐために抗血小板療法・抗凝固療法を受けている場合が多く、特に薬剤溶出性ステント（DES）の場合、留置後12か月は抗血小板薬が継続されている。この間、抗血小板薬が中断された場合、ステント内血栓症の危険性が高いとされている。

既往歴

不整脈

　不整脈には、全く問題のないものから非常に重症なもの（生命の危険のあるもの）まである。意識消失（失神）、意識低下、動悸などの症状がある不整脈は、重症な不整脈であることが多く、また、発症して間がない場合は、早期に専門医の受診が必要なものがある。症状があるかないか、いつ頃から発症したかを医療面接で明らかにすることが重要である。

医療面接と触診が大事

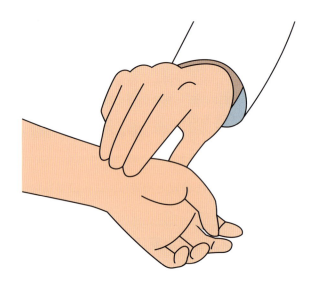

医療面接

1 発症したのは（心臓の発作が最初にあったのは）いつ頃ですか？
最近、心臓の発作はありましたか？
何か症状がありますか？

『心房細動および頻脈性の不整脈がある』
↳アドレナリン含有歯科用局所麻酔剤は避ける。

2 どんな治療を受けていますか？

➡不整脈の治療には、薬物治療と非薬物治療がある。

3 ペースメーカのようなものを入れていますか？

➡植込み型除細動器（ICD）などを植込んでいる患者は重症である。

4 今、薬を飲んでいますか？（どんな薬ですか？）

『抗不整脈薬』
↳局所麻酔で注意が必要な抗不整脈薬がある。
☞《column》局所麻酔で注意が必要な抗不整脈薬 P031

『抗血小板薬・抗凝固薬』
↳抗血小板薬・抗凝固薬は基本的には中止しない。
（抜歯などの観血的処置には、十分な局所的な止血処置が必要）
☞【血液・体液用薬】抗血栓薬 P148

5 階段を休まずに2階まで昇れますか？

➡慢性心不全から不整脈が発症する場合、労作によって不整脈が発症する場合がある。
☞階段を休まずに2階まで昇れますか？ P192

既往歴

不整脈

不整脈｜029

1 発症したのは（心臓の発作が最初にあったのは）いつ頃ですか？
最近、心臓の発作はありましたか？
何か症状がありますか？

不整脈は、大まかに「脈のリズムが乱れているもの（不整な脈）」、「徐脈」、「頻脈」に分類することができる。また、症状と発症からの期間によって、重症度および歯科治療時のリスクを想定することができる（表1「不整脈の種類と歯科治療時のリスク」参照）。

■表1　不整脈の種類と歯科治療時のリスク

脈の状態	頻度	考えられる不整脈の種類	症状	発症からの期間	歯科治療時のリスク
脈が乱れる	時々	上室性または心室性期外収縮	特になし		低い
	頻繁	心室性期外収縮など	時々脈が飛ぶのを感じる		要注意
	いつも	心房細動など	特になし		要注意
			意識低下、めまいがある	最近	非常に高い
脈が遅い（<60回/分）	時々	血管迷走神経反射	意識低下、めまいがある		要注意
		高度AVブロック、SSSなど	意識低下、めまいがある	最近	非常に高い
	いつも	洞性徐脈	特になし		低い
脈が速い（≧100回/分）	時々	発作性上室性頻拍など	動悸、胸部不快がある		高い
		発作性心室頻拍など	意識低下、動悸がある	最近	非常に高い
	いつも	洞性頻脈	特になし		要注意
脈がなくなる（心停止）	時々	心室細動	意識を消失したことがある		非常に高い
		無脈性心室頻拍	意識を消失したことがある		非常に高い

高度 AV ブロック：Mobitz Ⅱ型または3度房室ブロック　　SSS：洞機能不全症候群

2　どんな治療を受けていますか？

3　ペースメーカのようなものを入れていますか？

不整脈の治療には薬物治療と非薬物治療がある。薬物治療としては抗不整脈薬があるが、抗血小板薬・抗凝固薬を併用している場合がある（心房細動など）。非薬物治療として、カテーテルアブレーション、心臓ペースメーカ、植込み型除細動器（ICD）、両室ペーシング機能付き植込み型除細動器（CRT-D）などがあるが、これらを植込んでいる患者は重症であると考えてよい。

☞ 心臓ペースメーカ、植込み型除細動器（ICD）など P144

歯科治療時の注意点　　不整脈

■ アドレナリン含有歯科用局所麻酔剤使用に注意

　アドレナリンは頻脈・不整脈を誘発するため、日常生活では症状がない不整脈であってもアドレナリン含有歯科用局所麻酔剤の使用には注意が必要である。特に、心房細動および頻脈性の不整脈がある場合には、アドレナリン含有歯科用局所麻酔剤は避けた方がよい。

■ 不整脈の患者の脈の触診

　不整脈の患者に対しては、初診時に脈を触診して、不整の有無と頻度（1分間に何回か）、徐脈（<60回/分）か頻脈（≧100回/分）かを確認しておくとよい。また、歯科治療中に不快症状が発現した際にも、脈の触診、あるいはパルスオキシメータで脈の状態を評価する。

---

column

▶カテーテルアブレーション

　カテーテルアブレーションは発作性の頻脈性不整脈に適用されるもので、心臓内にカテーテルを挿入し、不整脈の発症や副伝導路に相応する心筋組織を焼灼する方法である。

▶局所麻酔で注意が必要な抗不整脈薬

1）アドレナリンに対して非選択性β遮断薬（プロプラノロール等）
2）リドカイン塩酸塩に対してクラスⅢ抗不整脈薬（アミオダロン等）
3）プロピトカイン塩酸塩に対してクラスⅢ抗不整脈薬（アミオダロン等）
4）メピバカイン塩酸塩に対してアプリンジン塩酸塩
5）メピバカイン塩酸塩に対してクラスⅢ抗不整脈薬（アミオダロン等）

既往歴

不整脈

既往歴

心臓弁膜症（感染性心内膜炎（IE）のハイリスク患者）

　心臓の弁膜は4つ（僧帽弁、大動脈弁、三尖弁、肺動脈弁）あり、それぞれの弁膜が狭窄または閉鎖不全になることで心臓弁膜症になる。どの弁膜がどの程度の障害を引き起こしているか、あるいはその進行度によって、疾患としての重症度が異なる。悪化すると心不全に陥る。

感染性心内膜炎の予防には、口腔衛生指導が重要

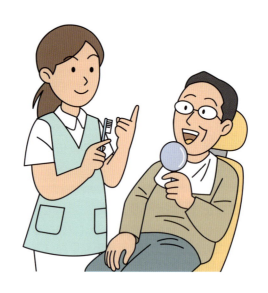

医療面接

1 どんな治療を受けましたか？

➡心臓弁膜症の治療法には、薬物療法と非薬物療法がある。
　（非薬物療法には、弁形成術や人工弁置換術などがある）

➡弁形成術後や人工弁置換術後は、抗凝固薬を内服している。

2 人工弁を入れていますか？

➡人工弁置換術後は、感染性心内膜炎（IE）を引き起こす危険性が高い。
　（歯科処置の内容によって、予防的抗菌薬投与が必要）

3 今、薬を飲んでいますか？（どんな薬ですか？）

『抗不整脈薬』
↳局所麻酔で注意が必要な抗不整脈薬がある。
　☞ 不整脈 P028

『抗血小板薬・抗凝固薬』
↳抗血小板薬・抗凝固薬は基本的には中止しない。
　（抜歯などの観血的処置には、十分な局所的な止血処置が必要）
　☞【血液・体液用薬】抗血栓薬 P148

4 階段を休まずに2階まで昇れますか？

➡心臓弁膜症が悪化している場合、心不全に移行している場合がある。
　☞ 階段を休まずに2階まで昇れますか？ P192

既往歴

心臓弁膜症

心臓弁膜症 | 033

1 どんな治療を受けましたか？

2 人工弁を入れていますか？

　心臓弁膜症の治療法には、薬物療法と非薬物療法があり、非薬物療法には弁形成術、人工弁置換術などがある。この中で、人工弁置換患者は感染性心内膜炎（IE）を引き起こす危険性が高い（表1）。表2のClass Iの歯科処置を行う場合、表1の高度リスク群の患者に対しては予防的抗菌薬投与が強く推奨されており、中等度リスク群の患者に対しても予防的抗菌薬投与が提案されている。成人に対する抗菌薬の標準的予防投与法は表3に示すとおりである。

■表1　歯科処置に際して感染性心内膜炎の予防のための抗菌薬投与が必要な患者（JCS2017改変）

高度リスク群（感染しやすく、重症化しやすい患者）

Class I：
- 生体弁、機械弁による人工弁置換患者、弁輪リング装着例
- 感染性心内膜炎の既往を有する患者
- 複雑性チアノーゼ性先天性心疾患（単心室、完全大血管転位、ファロー四徴症）
- 体循環系と肺循環系の短絡造設術を実施した患者

中等度リスク群（必ずしも重篤とはならないが、心内膜炎発症の可能性が高い患者）

Class IIa：
- ほとんどの先天性心疾患[*1]
- 後天性弁膜症[*2]
- 閉塞性肥大型心筋症
- 弁逆流を伴う僧帽弁逸脱

Class IIb：
- 人工ペースメーカ、植込み型除細動器などのデバイス植込み患者
- 長期にわたる中心静脈カテーテル留置患者

＊1　単独の心房中隔欠損症（二次孔型）を除く
＊2　逆流を伴わない僧帽弁狭窄症では感染性心内膜炎のリスクは低い

出典の「表23　成人におけるIEの基礎心疾患別リスクと，歯科口腔外科手技に際する予防的抗菌薬投与の推奨とエビデンスレベル」から、以下の点を改変して掲載。
●出典元の「IEリスク」欄と「推奨クラス」欄を統合
●「エビデンスレベル」を削除

034 | 心臓弁膜症

■表2　抗菌薬の予防投与を必要とする歯科処置（JCS2017改変）

抗菌薬投与	状　況
予防的抗菌薬投与を行うことを強く推奨する（Class Ⅰ）	出血を伴い菌血症を誘発するすべての侵襲的な歯科処置（抜歯などの口腔外科手術・歯周外科手術・インプラント手術、スケーリング、感染根管処置など）
予防的抗菌薬投与を推奨しない（Class Ⅲ）	非感染部位からの局所浸潤麻酔、歯科矯正処置、抜髄処置

出典の「表24　IE高リスク患者における，各手技と予防的抗菌薬投与に関する推奨とエビデンスレベル」から、以下の点を変更して掲載。
●出典元の「状況」欄の「歯科口腔外科領域」の内容のみを転載
●出典元の「抗菌薬投与」欄と「推奨クラス」欄を、表2の「抗菌薬投与」欄に統合
●「エビデンスレベル」を削除

■表3　歯科処置前の抗菌薬の標準的予防投与法（成人）（JCS2017改変）

対　象	抗菌薬	投与量・投与方法
経口投与可能	アモキシシリン	2gを処置1時間前に単回経口投与[注1、2]
経口投与不可能	アンピシリン	1〜2gを処置開始30分以内に静注、筋注、または手術開始から30分以上かけて点滴静注
	セファゾリン	1gを処置開始30分以内に静注、筋注、または手術開始から30分以上かけて点滴静注
	セフトリアキソン	1gを処置開始30分以内に静注、または手術開始から30分以上かけて点滴静注
βラクタム系抗菌薬にアレルギーがある場合	アジスロマイシン	500mgを処置1時間前に単回経口投与
	クラリスロマイシン	400mgを処置1時間前に単回経口投与
	クリンダマイシン	600mgを処置1時間前に単回経口投与 600mgを処置開始30分以内に静注、または手術開始から30分以上かけて点滴静注

注1）または体重あたり30mg/kg
注2）なんらかの理由でアモキシシリン2gから減量する場合は、初回投与5〜6時間後にアモキシシリン500mgの追加投与を考慮する

出典の「表26　歯科処置前の抗菌薬の標準予防的投与法（成人）」から、以下の点を変更して掲載。
●出典元の「投与方法」欄と「βラクタム系抗菌薬アレルギー」欄の内容を、βラクタム系抗菌薬アレルギーの有無という視点で表3の「対象」欄に再分類
●出典元の「投与量」欄と「投与回数」欄と「備考」欄を、表3の「投与量・投与方法」欄に統合

【表1〜3の出典】
日本循環器学会．感染性心内膜炎の予防と治療に関するガイドライン（2017年改訂版）.
http://www.j-circ.or.jp/guideline/pdf/JCS2017_nakatani_h.pdf（2019年8月5日閲覧）

既往歴

心臓弁膜症

心臓弁膜症 | 035

歯科治療時の注意点　心臓弁膜症

■ 歯科治療時の4つのポイント

歯科治療をする上で注意することは、4つの弁膜のどれがどのような障害（狭窄か閉鎖不全か）になっているかということよりも、
1）心不全の有無
2）不整脈の有無
3）感染性心内膜炎（IE）の予防が必要かどうか
4）抗血小板薬・抗凝固薬常用の有無
である。

心臓弁膜症に合併して、心房細動が発症している場合がある。

☞ 不整脈 P028

身体活動能力の低下があれば心不全が疑われる。不整脈（主に心房細動）を有している患者に対しては、局所麻酔時に注意が必要である。

■ 観血的処置の前に

観血的処置の際には、
1）感染性心内膜炎（IE）の予防が必要かどうか
2）抗血小板薬・抗凝固薬を内服しているかどうか
を医療面接で確認しておく必要がある。

■ 口腔衛生の重要性

海外のガイドライン（2017 AHA/ACC Guideline）では、感染性心内膜炎（IE）発症のリスクのある患者は、潜在的な感染源を減らすために、定期的な歯科受診と適切な口腔ケアによって口腔衛生（oral health）を維持するべきである、としている。よって、歯科診療においては、単に抗菌薬による予防投与に注意するだけでなく、専門的な口腔衛生指導を継続することの重要性を認識しておく必要がある。

column

▶予防的抗菌薬投与が必要な患者について

　最新の海外のガイドライン（2017 AHA/ACC Guideline）では、予防的抗菌薬投与の適応として、表1のClass I（エビデンスレベルが高い）に該当する患者のみをあげているが、本邦では（JCS2017）、Class II（エビデンスレベルが高くない）の患者への投与も提案している。よって、実際の臨床の現場では心臓弁膜症患者については、循環器内科主治医に予防的抗菌薬投与が必要であるかどうかを問い合わせるべきである。

▶抗菌薬の投与量について

　本邦における最新のガイドライン（JCS2017）によると、抗菌薬の予防投与は歯科処置に伴う菌血症の発症率を抑えることよりも、標的部位（弁膜等）への細菌の付着や付着した細菌の増殖を阻止することに効果があるとされている。標的部位（弁膜等）に付着した細菌の再増殖は6〜9時間で生じると報告されていることから、抗菌薬の有効血中濃度を歯科処置後9時間（または10時間以上）まで維持することが重要であるとされている。よって、高用量の術前単回経口投与が推奨されており、また、何らかの理由でアモキシシリンの術前経口投与を2gより減量する場合は、初回投与の5〜6時間後にアモキシシリン500mgの追加投与を考慮することになっている。

既往歴

心臓弁膜症

既往歴

心筋症

　心筋症とは、冠動脈疾患・高血圧・弁膜症・先天奇形によるものではない、構造的・機能的異常を伴う心筋疾患であり、拡張型心筋症（DCM）、肥大型心筋症（HCM）、拘束型心筋症（RCM）、不整脈原性右室心筋症、分類不能の心筋症に分類されている。高齢者だけでなく、若年者（小児も含め）も罹患しており、突然死のリスクがある。

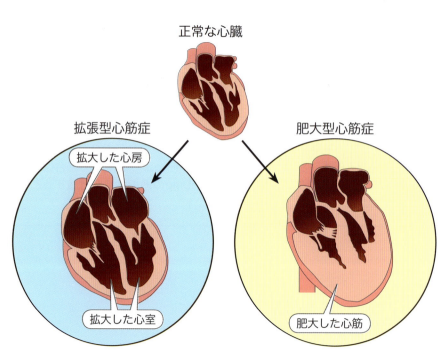

主な心筋症

種類	略語	病態	主な治療薬
拡張型心筋症	DCM	心腔拡大による心筋収縮力低下	ACE-I、ARB β遮断薬 利尿剤 強心剤
肥大型心筋症	HCM	心筋肥大（心室内腔容積の低下）による左心室の拡張障害	β遮断薬 Ca拮抗薬 抗不整脈薬
拘束型心筋症	RCM	左心室コンプライアンス低下による左心室拡張期圧上昇	

医療面接

1 発症したのは（症状が最初にあったのは）いつ頃ですか？
どんな症状でしたか？
最近はその症状はありませんか？

『発症からの期間が短い』
『最近、心停止や意識消失（失神）が発症した』
↳歯科治療よりも心筋症の治療を優先する。

2 どんな治療を受けていますか？

➡薬物療法、植込み型除細動器（ICD）、心臓移植などがある。

3 ペースメーカのようなものを入れていますか？

➡植込み型除細動器（ICD）などを植込んでいる患者は重症である。
☞ 不整脈 P028

☞ 心臓ペースメーカ、植込み型除細動器（ICD）など P144

➡感染性心内膜炎（IE）予防が必要な場合がある。
☞ 心臓弁膜症 P032

4 今、薬を飲んでいますか？（どんな薬ですか？）

『抗不整脈薬』 　　☞ 不整脈 P028
↳局所麻酔で注意が必要な抗不整脈薬がある。

『抗血小板薬・抗凝固薬』 ☞【血液・体液用薬】抗血栓薬 P148
↳抗血小板薬・抗凝固薬は基本的には中止しない。
　（抜歯などの観血的処置には、十分な局所的な止血処置が必要）

5 階段を休まずに2階まで昇れますか？

➡心筋症は心不全を伴っている場合がある。
☞ 階段を休まずに2階まで昇れますか？ P192

既往歴

心筋症

心筋症 | 039

1 発症したのは（症状が最初にあったのは）いつ頃ですか？
どんな症状でしたか？
最近はその症状はありませんか？

　心停止や意識消失（失神）の既往があるかどうかを、まず医療面接で確認しておく必要がある。歯科治療中にも発症する可能性を念頭においておく必要がある。また、発症からの期間が短い場合や、最近、心停止や意識消失（失神）が発症した場合には、治療効果が安定していない可能性があるので、歯科治療よりも心筋症の治療を優先するべきである。症状から、不整脈の有無、種類、重症度、心不全の有無、程度を想定した上で、主治医に心筋症の重症度、心停止のリスク、不整脈や心不全の有無を問い合わせるとよい。

☞ 不整脈 P028

☞ 心不全 P046

2 どんな治療を受けていますか？

3 ペースメーカのようなものを入れていますか？

　心筋症の治療には、薬物療法、植込み型除細動器（ICD）または両室ペーシング機能付き植込み型除細動器（CRT-D）などの植込み、心臓移植などの外科手術が行われる。ICDまたはCRT-Dなどを植込んでいる患者に対して歯科治療をする場合には、注意が必要である。

☞ 心臓ペースメーカ、植込み型除細動器（ICD）など P144

⚠ 歯科治療時の注意点　　心筋症

■ アドレナリン含有歯科用局所麻酔剤を避ける

　歯科治療は短時間で最小限にし、アドレナリン含有歯科用局所麻酔剤の使用は避けるべきである。突然死以外の症状として、不整脈と心不全があり、抗不整脈薬以外に抗血小板薬・抗凝固薬が投薬されている可能性、植込み型除細動器（ICD）や両室ペーシング機能付き植込み型除細動器（CRT-D）などが植込まれている可能性、感染性心内膜炎（IE）予防が必要な場合があることなど、歯科治療との関わりが大きいため、心停止のリスク、重症度、治療内容、注意点について、内科主治医に十分なコンサルテーションをしておく必要がある。

---

column

▶ 心筋症の自覚症状

- 拡張型心筋症
  動悸・めまい・失神
  労作時および安静時の呼吸困難・起坐呼吸・発作性夜間呼吸困難
  末梢浮腫・体重増加
  食欲不振
  全身倦怠感・易疲労感
  尿量減少・夜間多尿
- 肥大型心筋症
  胸痛（亜硝酸薬は禁忌）
  呼吸困難
  動悸・立ちくらみ・失神
  （血管拡張薬使用時、起立時、飲酒時、寒い所から暑い所への移動時などに好発）

既往歴

心筋症

既往歴

先天性心疾患

　先天性心疾患には、心房中隔欠損症（ASD）、心室中隔欠損症（VSD）、動脈管開存症（PDA）、ファロー四徴症（TOF）などがあるが、通常の歯科治療で問題ない場合もあれば、突然死のリスクのある、細心の注意が必要な場合まで、幅広いリスクの程度がある。

先天性心疾患には、幅広いリスクの程度がある

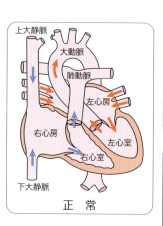
正常

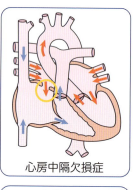
心房中隔欠損症

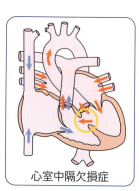
心室中隔欠損症

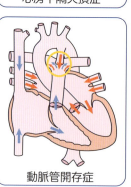
動脈管開存症

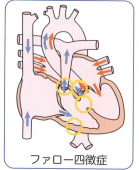
ファロー四徴症

医療面接

1 どんな治療を受けましたか？　受ける予定がありますか？

➡以下の場合には、歯科治療時のリスクが高い可能性がある。
  a）『手術の適応があったが、何らかの理由で行っていない』
  b）『手術を行ったが根治的でない』

2 日常生活に制限はありますか？

➡日常生活に制限がある場合、先天性心疾患の重症度は高い。
  ☞ 階段を休まずに２階まで昇れますか？ P192

➡先天性心疾患の予後として、心不全に陥っている場合がある。

3 不整脈はありますか？

➡植込み型除細動器（ICD）などを植込んでいる患者は重症である。
  ☞ 不整脈 P028

  ☞ 心臓ペースメーカ、植込み型除細動器（ICD）など P144

➡先天性心疾患は、不整脈を合併していることがある。
  ☞ 不整脈 P028

4 今、薬を飲んでいますか？（どんな薬ですか？）

『抗不整脈薬』

➥局所麻酔で注意が必要な抗不整脈薬がある。
  ☞ 不整脈 P028

『抗血小板薬・抗凝固薬』

➥抗血小板薬・抗凝固薬は基本的には中止しない。
  （抜歯などの観血的処置には、十分な局所的な止血処置が必要）
  ☞【血液・体液用薬】抗血栓薬 P148

既往歴

先天性心疾患

1 どんな治療を受けましたか？
受ける予定がありますか？

　先天性心疾患の治療として、手術の必要がなく経過観察のみで特に症状のない場合、あるいは根治術によって長年経過が良好な患者は、歯科治療におけるリスクは低いと考えられる。逆に、手術の適応があったが何らかの理由で行っていない場合、手術を行ったが根治的でない場合は、リスクが高い可能性があるので注意が必要である。また、手術が予定されている場合、術前に歯科疾患を治療しておいたほうがよい場合があるので、歯科治療の適応について、主治医と相談をする必要がある。

2 日常生活に制限はありますか？

　先天性心疾患の予後として、手術の有無にかかわらず心不全に陥っている場合がある。心不全の診断を受けていなくても、潜在している可能性があるため、日常生活での身体活動能力を医療面接で確認しておくことは非常に有用である。☞ 階段を休まずに２階まで昇れますか？ P192

　一般に、日常生活に制限がある場合（運動できない、あるいは主治医から制限されている）、心不全の有無にかかわらず、先天性心疾患の重症度は高いと考えてよい。

3 不整脈はありますか？

　先天性心疾患は不整脈を合併していることがあり、不整脈の種類で重症度が異なる。
☞ 不整脈 P028

　致死的不整脈が発症する場合や重症心不全の場合には、心臓ペースメーカ、植込み型除細動器（ICD）、両室ペーシング機能付き植込み型除細動器（CRT-D）を植込まれている場合がある。これらが植込まれている先天性心疾患患者は、リスクが高いと考えて対応する。
☞ 心臓ペースメーカ、植込み型除細動器（ICD）など P144

既往歴

先天性心疾患

歯科治療時の注意点　　先天性心疾患

■ 歯科治療を始める前に

歯科治療を始める前に、
1) 日常生活で活動に制限があるか
2) チアノーゼがあるか
3) 手術を行っているか、またその予定があるか
4) 手術後であればその後の経過はどうか
5) 不整脈はあるか
6) 心不全があるか
7) 心臓ペースメーカや植込み型除細動器（ICD）等が植込まれているか

を把握しておく必要がある。

　また、先天性心疾患は感染性心内膜炎（IE）を引き起こす可能性がある。抗菌薬の予防投与が推奨されるものもあり、その適応やアドレナリン含有歯科用局所麻酔剤の使用上の問題点について、内科主治医に問い合わせておく必要がある。

---

column

▶ チアノーゼと先天性心疾患

　還元ヘモグロビンが約5g/dL以上になったときに発現する。逆短絡を有する先天性心疾患の重要な症状である。なお、先天性心疾患は、チアノーゼ性と非チアノーゼ性に分類されている。チアノーゼ性はファロー四徴症（TOF）などで、非チアノーゼ性が心房中隔欠損症（ASD）、心室中隔欠損症（VSD）、動脈管開存症（PDA）、心内膜床欠損症（ECD）などである。

　チアノーゼが現れるか否かは右－左シャントの有無による。右－左シャントは右心系から左心系に血流が短絡する（肺を通らない）ことである。すなわち、酸素飽和度の低い静脈血が左心系から全身へと送られるためにチアノーゼが発現する。

　逆に、非チアノーゼ性先天性心疾患は左－右シャントで、左心系から右心系に血流が短絡する。ASD、VSD、PDAはこのシャントが生じる場所の違いである。

既往歴

心不全

　心不全は、基となる心疾患（原因疾患）によって心臓のポンプ機能が低下し、体が必要としている血液を十分に送れないために、日常生活での身体活動が障害されてしまう状態である。重症になればなるほど身体活動が障害されるため、身体活動能力を評価することによって、心不全の重症度を評価することができる。

原因疾患の対診と、来院毎の医療面接による確認が大事

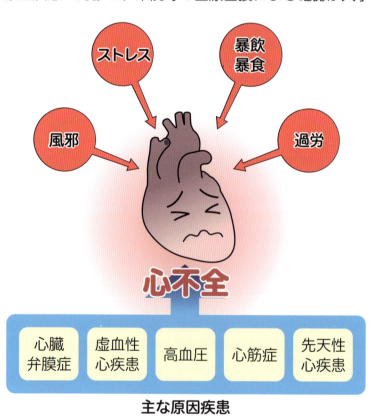

主な原因疾患

医療面接

1 日常生活に制限はありますか？
階段を休まずに2階まで昇れますか？
一人でお風呂に入れますか？

➡日常生活での身体活動能力によって、心不全の重症度を評価できる。
☞ 階段を休まずに2階まで昇れますか？ P192

2 夜間、息が苦しくて目が覚めることがありますか？

『夜間、息が苦しくて目が覚めるようなことがある』
↳すぐに専門診療科（循環器内科など）に紹介する。

3 他にどんな病気を持っていますか？

➡心不全の原因疾患として、虚血性心疾患、高血圧、心臓弁膜症、心筋症、先天性心疾患、不整脈などがある。

4 どんな治療を受けていますか？

➡植込み型除細動器（ICD）などを植込んでいる患者は重症である。
☞ 不整脈 P028

☞ 心臓ペースメーカ、植込み型除細動器（ICD）など P144

『抗不整脈薬』
↳局所麻酔で注意が必要な抗不整脈薬がある。
☞ 不整脈 P028

『抗血小板薬・抗凝固薬』
↳抗血小板薬・抗凝固薬は基本的には中止しない。
（抜歯などの観血的処置には、十分な局所的な止血処置が必要）
☞【血液・体液用薬】抗血栓薬 P148

既往歴

心不全

心不全｜047

1 日常生活に制限はありますか？
階段を休まずに２階まで昇れますか？
一人でお風呂に入れますか？

　心不全患者で日常生活に制限がある場合は、心機能が低下していることを意味しており、侵襲的な処置はできるだけ避けた方がよい。

☞ 階段を休まずに２階まで昇れますか？ P192

2 夜間、息が苦しくて目が覚めることがありますか？

　夜間急に呼吸困難（発作性夜間呼吸困難）になったり、横になって寝ると呼吸が苦しく座ると楽になったり（起坐呼吸）、安静時でも動悸や息苦しさがある場合には、心不全の急性増悪（急性心不全）の可能性があるため、歯科治療の適応ではなく、すぐに専門診療科（循環器内科など）に紹介しなくてはいけない。

3 他にどんな病気を持っていますか？

　心不全の原因疾患には、虚血性心疾患、高血圧、心臓弁膜症、心筋症、先天性心疾患、不整脈などがある。それぞれの疾患の対応については、それぞれの項を参照。

4 どんな治療を受けていますか？

　心不全の治療には薬物療法以外に、心臓ペースメーカ、植込み型除細動器（ICD）や両室ペーシング機能付き植込み型除細動器（CRT-D）などの植込みなどがある。

☞ 心臓ペースメーカ、植込み型除細動器（ICD）など P144

歯科治療時の注意点　心不全

■ 内科主治医に対診を

　一般に、階段を2階まで休まずに昇ることができれば、歯科治療に伴うリスクは低いと考えられる。しかし、心不全は安定していても急性増悪（心臓の機能が急に低下した状態）する可能性があり、また、患者本人が心不全の悪化に気づいていない場合があるため、来院毎に身体活動について医療面接で確認しておく必要がある。

　また、日常生活の身体活動に障害がなくても、心不全になった原因疾患によってそれぞれ対応が異なることがあるため、内科主治医に対診し、原因疾患について問い合わせておく必要がある。

図1　心不全診断におけるBNP・NT-proBNPのカットオフ値

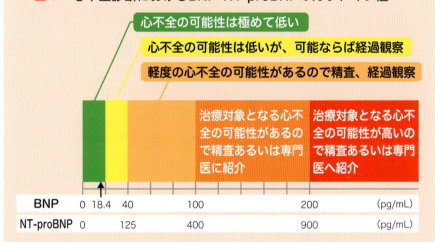

【参考】日本心不全学会予防委員会／血中BNPやNT-proBNP値を用いた心不全診療の留意点について

---

column

▶心筋ストレスマーカー（BNPとNT-proBNP）

　BNPとNT-proBNPは、主に心室の負荷により分泌が亢進するため、心室の負荷の程度を知ることができる。したがって、BNP値やNT-proBNP値が高いということは、心臓負荷の増大を意味する。

既往歴

糖尿病

　糖尿病は、インスリンの絶対または相対的不足による糖質の代謝異常と定義され、日本人の糖尿病は２型糖尿病が圧倒的に多く、95％以上は40歳以降に発病する。高血糖により、微小血管障害および動脈硬化を進行し、その結果、身体の各部の血管障害が基礎となって種々の慢性合併症を引き起こすことがある。

　歯科治療を開始する上で、内科的にコントロールされていることを原則とする。その上で、右記のような情報を収集する必要がある。

３大合併症（糖尿病神経障害、糖尿病網膜症、糖尿病腎症）をはじめとした合併症に注意

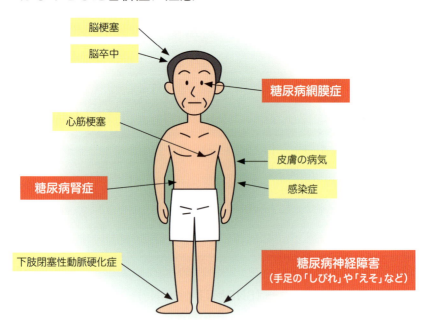

医療面接

1　いつ頃から指摘されていますか？

➡罹患期間が長いほど、病状は徐々に進行している場合が多い。

2　内服薬はありますか？
**　　インスリンは使用していますか？**

『内服薬がある』

↳内科主治医に、種類・用法・期間等を確認。

➡インスリンの使用量も確認。

3　HbA1c の値はご存知ですか？

『把握していない』

↳病識が浅くコントロール不良の場合が多い。

➡歯科治療が可能である指標
　a）血糖値：FBS（空腹時）が140 〜160mg/dL以下、
　　　食後頂値200mg/dL以下
　b）１日の尿糖量：10g以下
　c）HbA1c値（過去１〜２か月間の血糖コントロール状態を反映）：
　　　7％以下
　d）糖尿病性ケトアシドーシスがないこと
　e）低血糖症状を認めないこと
　f）標準体重を維持し、食事療法を効果的に行っていること

4　食事（カロリー）制限はされていますか？

➡『食事制限1100kcal以下』の患者は、重症であることが多い。

5　合併症はありますか？

『降圧薬や抗血小板薬が与薬されている糖尿病腎症や肝障害を併発
している』

↳易出血性に注意。

既往歴

糖尿病

糖尿病 ｜ 051

1 いつ頃から指摘されていますか？

罹患期間が長いほど、病状は徐々に進行している場合が多いので、慎重になるべきである。

2 内服薬はありますか？
インスリンは使用していますか？

内服薬がある場合、内科主治医へ種類、用法、期間等を確認する。また、インスリンについてはその使用量を確認し、病状の程度を確認する。

☞ 糖尿病用薬 P152

3 HbA1cの値はご存知ですか？

自分のHbA1c値や空腹時血糖（FBS）値等の検査結果を把握し、ある程度説明できる患者は、比較的コントロールは良好であることが多く、逆に知らない患者は、病識が浅くコントロール不良の場合が多い。

☞《column》糖尿病の判定基準 P054

☞《column》血糖コントロール目標 P055

4 食事（カロリー）制限はされていますか？

糖尿病患者の一日の食事制限は、普通は1500〜1600kcalの範囲であるが、1100kcal以下は重症であることが多い。

5 合併症はありますか？

循環器系疾患（高血圧、虚血性心疾患等）、脳血管障害、腎障害、肝障害などの合併症がある場合はその病状を把握する。降圧薬や抗血小板薬が与薬されている糖尿病腎症や肝障害を併発している場合は易出血性に注意する。

⚠ 歯科治療時の注意点　　糖尿病

■ 歯科治療が可能である指標

◎血糖値：FBS（空腹時）が140〜160mg/dL以下、
　食後頂値200mg/dL以下
◎１日の尿糖量：10g以下
◎HbA1c値（過去１〜２か月間の血糖コントロール状態を反映）：
　7%以下
◎糖尿病性ケトアシドーシスがないこと
◎低血糖症状を認めないこと
◎標準体重を維持し、食事療法を効果的に行っていること

■ 精神的ストレスおよび疼痛を可及的に抑え、内因性カテコールアミン分泌による血糖上昇を抑制する。

■ 血管収縮薬

　血管収縮薬との関連について、アドレナリンは肝臓の嫌気性解糖を促進し、血糖値を上昇させるので病態を十分に検討する。特に、循環器系疾患や脳血管障害の合併症がある場合は、アドレナリンの使用は制限される。

■ 局所麻酔（特に浸潤麻酔）

　易感染性、創傷治癒不全を念頭に、局所麻酔（特に浸潤麻酔）を施行する。刺入部位の歯肉粘膜の潰瘍・壊死を防止する観点から、刺入回数を可及的に少なくする。

■ 糖尿病患者の合併症

　糖尿病患者の歯科治療中の意識低下については、糖尿病性昏睡と低血糖性昏睡のどちらかである。特に、低血糖性昏睡は迅速な対応が必要であるので、これらの鑑別が困難な場合は、まずは低血糖性昏睡に対する処置を行い、これで改善しない場合は、糖尿病性昏睡に対する処置を行う。

➡次ページへつづく

（A）糖尿病性昏睡

　昏睡にいたる間に、口渇・悪心・嘔吐・下痢・腹痛などの胃腸症状と多尿が認められる。その際、呼吸は数・深さともに増加する（Kussmaul大呼吸）。呼気にアセトン臭、粘膜・皮膚の乾燥、脱力、血圧低下、頻脈（微弱）、反射の減弱が見られる。対処法は生理食塩液の大量輸液と速効性インスリンの注射である。

（B）低血糖性昏睡

　血糖値が正常であっても、血糖の低下速度が急激な場合には、頻脈、冷汗、顔面蒼白などの交感神経症状と絶対的低下（45mg/dL以下）による精神錯乱、痙攣、意識障害、昏睡などの中枢神経症状を呈する。呼吸・呼吸臭は正常であるが、皮膚は湿潤、反射は亢進する。対処法は誤嚥の心配がない有意識下では、飴、砂糖水、ジュースなどをとらせる。意識がない場合は、救急蘇生法に準じながら、ブドウ糖の静脈内投与を行う。なお、最近は代用甘味料等の普及で、ブドウ糖含有商品が少なくなっているので、その成分を確認する必要がある。

---

column

▶糖尿病の判定基準

検査項目	判定区分		
	正常型	境界型	糖尿病型
空腹時血糖	110mg/dL未満	110〜125mg/dL	126mg/dL以上

日本糖尿病学会 編・著:糖尿病治療ガイド2018-2019, P.21,文光堂,2018より作成

column

▶ 1型糖尿病と2型糖尿病の違い

	1型糖尿病	2型糖尿病
発症年齢	小児・若年成人に多い	中高年に多い
発症スピード	急激	緩徐
発症要因	膵臓β細胞の破壊	遺伝的要因 運動不足・食べ過ぎ・肥満 ストレス等の生活習慣
体型	痩せ型に多い	肥満型に多い
糖尿病性昏睡	起こしやすい	稀
経口血糖降下薬の効果	なし	あり
インスリンの分泌	著明な低下・皆無	比較的保たれている
治療方法	インスリン療法	食事療法・運動療法で開始 効果が十分でない場合、 薬物療法

▶ 血糖コントロール目標

(65歳以上の高齢者については下記出典の「高齢者血糖コントロール目標」を参照)

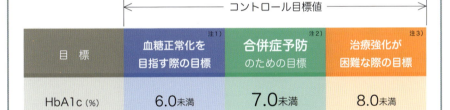

治療目標は年齢、罹病期間、臓器障害、低血糖の危険性、サポート体制などを考慮して個別に設定する

注1)適切な食事療法や運動療法だけで達成可能な場合、または薬物療法中でも低血糖などの副作用なく達成可能な場合の目標とする。
注2)合併症予防の観点からHbA1cの目標値を7％未満とする。対応する血糖値としては、空腹時血糖値130mg/dL未満、食後2時間血糖値180mg/dL未満をおおよその目安とする。
注3)低血糖などの副作用、その他の理由で治療の強化が難しい場合の目標とする。
注4)いずれも成人に対しての目標値であり、また妊娠例は除くものとする。

日本糖尿病学会 編・著:糖尿病治療ガイド2018-2019, P.29,文光堂,2018

既往歴

喘息

　以前、喘息は発作時のみ気管支に変化がおきる疾患、アレルギー反応による全身疾患とされていたが、現在は普段から気管支に炎症がある疾患、いわゆる慢性的な気管支の炎症とされている。気道の慢性炎症と種々の程度の気道狭窄と気道過敏性の亢進、そして臨床的には繰り返し起こる咳、喘鳴、呼吸困難が特徴である。喘息の患者数は全国でおよそ800万人といわれ、死亡者数は減少傾向にはあるものの、高齢者を中心に年間2000人を超えるとされる。

突然の発作に備えるため、携帯薬も確認

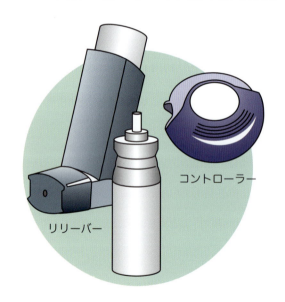

コントローラー

リリーバー

医療面接

1 携帯薬はありますか？

➡リリーバー（発作治療薬・対症救急薬）を常時携帯している場合が多い。

2 アレルギーはありますか？

➡アレルギーが関与している喘息は、約2/3である。
☞ アレルギー P088

3 現在、投薬されていますか？

『副腎皮質ステロイド薬が長期に投与されている』
↳ステロイドカバーが必要。
（易感染性に対する抗菌薬の投与、副腎皮質機能低下による
ショック予防として）
☞ 副腎皮質ステロイド薬 P158

4 最終発作の時期、また、発作の起きやすい時期について教えてください。

➡歯科治療は、緩解期など状態の安定している時期・時間帯に行う。

5 発作時の病状、対処法、持続期間について教えてください。

『発作性呼気性呼吸困難や呼吸音で喘鳴が認められる』
↳1）坐位、前かがみなど呼吸の楽な姿勢をとらせる。
　2）持参している吸入治療薬（β_2刺激薬；サルブタモール等）
　　があれば吸入させる。

既往歴

喘息

喘息｜057

1 携帯薬はありますか？

　喘息患者は、発作時の気管支拡張を目的としたリリーバー（発作治療薬・対症救急薬）を常時携帯している場合が多い。速効性がある半面、効果持続時間は短く、使い続けると効果は低下する。抗炎症作用がないため、コントローラー（長期管理薬・予防維持薬）を併用しないと発作を繰り返す。また、吸入薬は、発作が重篤であるほど薬剤が細気管支まで到達しづらい。主なリリーバーはβ_2刺激薬、アドレナリン、テオフィリン薬等である。

■表1　喘息の治療薬

長期管理薬 コントローラー	吸入ステロイド 経口ステロイド 徐放性テオフィリン ステロイド薬＋長時間作用性β_2刺激薬配合剤 (吸入) 長時間作用性β_2刺激薬 (貼付・吸入) 長時間作用性抗コリン薬 (吸入) 長時間作用性抗コリン薬＋長時間作用性β_2刺激薬配合剤 (吸入) 抗アレルギー薬 　　　メディエーター遊離抑制薬 　　　ヒスタミン (H_1) 受容体拮抗薬 　　　トロンボキサンA_2合成阻害・受容体拮抗薬 　　　ロイコトリエン受容体拮抗薬 抗IgE抗体製剤 抗IL-5抗体製剤 抗IL-5Rα抗体製剤
発作治療薬 リリーバー	ステロイド (注射・経口) 短時間作用性β_2刺激薬 (吸入・経口・注射) アミノフィリン静注 短時間作用性テオフィリン (経口) 抗コリン薬 (吸入)

既往歴

喘息

058 | 喘息

2 アレルギーはありますか？

　アレルギーが関与している喘息は約2/3である。アレルギー性鼻炎、花粉症、アトピー性皮膚炎、蕁麻疹などの疾患を合併していることがある。また、成人でも小児でもアトピー性素因がある場合は、突然出現する呼吸困難、喘鳴（ゼーゼーやヒューヒューといった音）、咳（夜間、早朝に頻発しやすい）が繰り返し起こりやすい。

■表2　喘息誘発因子

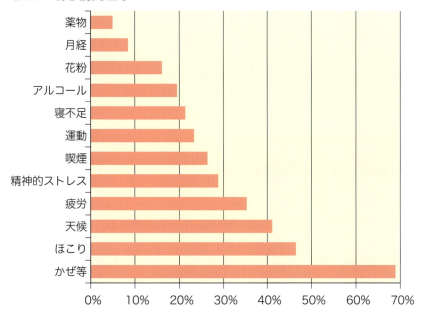

一般臨床医のためのEBMに基づいた喘息治療ガイドライン　監修：宮本昭正、作成：厚生労働省医療技術評価総合研究喘息ガイドライン班.2001（一部改変）

3 現在、投薬されていますか？

　主に長期的な発作の抑制や気管支粘膜の抗炎症を目的とするコントローラーは、速効性はなく、吸入ステロイド薬、抗アレルギー薬が主流である。なお、副腎皮質ステロイド薬が長期に投与されている場合は、易感染性に対する抗菌薬の投与、副腎皮質機能低下によるショック予防としてのステロイドカバーが必要である。

4 最終発作の時期、また、発作の起きやすい時期について教えてください。

　発症のパターンは症例により異なり、季節的に春先や秋口に喘鳴・咳が見られる場合や、1年中発作が続く場合もある。歯科治療は、原則として緩解期など状態の安定している時期・時間帯に行う。

5 発作時の病状、対処法、持続期間について教えてください。

　発作性呼気性呼吸困難（吸気よりも呼気時の障害で呼気の延長を伴う）、呼吸音でゼイゼイ、ヒイヒイ、ゼコゼコなどの喘鳴が認められる場合には、坐位、前かがみなど呼吸の楽な姿勢をとらせる。常用（持参）している吸入治療薬（β_2刺激薬；サルブタモール等）があれば吸入させる。

歯科治療時の注意点　　喘息

■ **発作を起こさせないために**
1) 発作の起きやすい時期・時間帯の治療は避ける。
2) 精神的ストレスを与えない。
3) 副腎皮質ステロイド薬が長期に投与されている場合は、易感染性に対する抗菌薬の投与、副腎皮質機能低下によるショック予防としてのステロイドカバーが必要である。
4) タービンの水、切削片を誤嚥させない。
5) 薬品臭、切削臭、電気メス使用時の異臭が誘因となることがある。
6) 口腔内、気管の乾燥を避け、適宜うがいをさせる。
7) 長時間の診療を避け、処置時間を可及的に短縮する。

《発作時の対処法》
　低濃度酸素（2〜3L/分、可能であれば加湿したもの）を吸入させる。持参している吸入治療薬があれば吸入させる。これで改善しない場合は、アドレナリン（皮下注射、吸入）の投与を行う。

column

▶長時間作用性抗コリン薬
（吸入LAMA：Long Acting Muscarinic Antagonist）

　喘息の呼吸困難症状は、気管支が収縮することから生ずる。その収縮は副交感神経の興奮による。副交感神経の神経伝達物質はアセチルコリンで、この作用を抑制するのが抗コリン薬である。

　近年、長時間作用性抗コリン薬を含む吸入薬が投与されるようになった。長時間作用性抗コリン薬単独のものと、これと β_2 刺激薬を配合した製剤（吸入薬）がある（P058 表1）。

▶アスピリン喘息患者への鎮痛薬投与

　ジクロフェナクナトリウム（ボルタレン®）、ロキソプロフェンナトリウム（ロキソニン®）等の酸性NSAIDsは、シクロオキシゲナーゼの活性阻害作用により、アスピリン喘息患者では発作を誘発する。一方、塩基性NSAIDsはこれを阻害しないため、比較的安全とされているが、添付文書ではその全てに投与禁忌と記載されている。過去の医療訴訟の判例で、「添付文書記載」を重視したものがあることから、原則的に投与はしない。なお、塩基性NSAIDsは、酸性NSAIDsに比べ鎮痛効果が劣るため、結果的に疼痛による内因性カテコールアミンが遊離する危惧がある。その点で確実なのは非麻薬性鎮痛薬ではあるが、精神神経症状等の副作用があり、その管理には十分に注意する必要がある。また、理論的にはアセトアミノフェンは発作を誘発することはないが、これも添付文書では投与禁忌と記載されている。

既往歴

喘息

既往歴

COPD（慢性閉塞性肺疾患）

　慢性閉塞性肺疾患（COPD）は、従来、慢性気管支炎や肺気腫と呼ばれてきた疾患の総称で、喫煙を主とする有害物質の長期吸入により、慢性気管支炎による気道の閉塞と肺胞の破壊による肺気腫が混在し、酸素と二酸化炭素のガス交換が障害される不可逆性の肺の慢性炎症である。

　臨床的には、慢性の咳、喀痰、労作時の息切れが主な症状で、進行すると日常生活や安静時にも障害が生じ、在宅酸素療法が必要となる場合もある。年齢的には高齢者に多く、一般に症状が出るのは40歳以降である。COPDの重症度や管理法は、スパイロメトリーによる1秒率を指標として判断される。

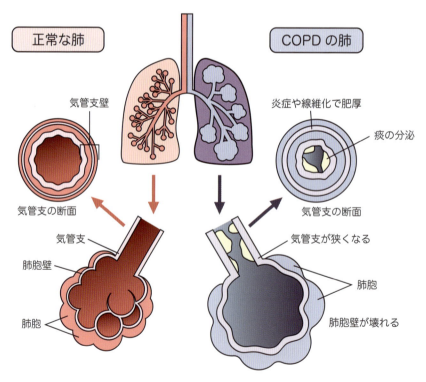

出典：環境再生保全機構 ERCA（エルカ）「COPDの肺の様子」をもとに作成
（https://www.erca.go.jp/yobou/zensoku/copd/about/02.html）

医療面接

1 日常生活で咳、痰、息切れなどの症状はありますか？

➡ 臨床症状や日常生活の状態から重症度を把握する。

➡ 内科担当医に対診し、重症度に応じた歯科的治療を検討する。

➡ 重症度分類はGOLD分類を用いる。

2 どのようなお薬を飲んでいますか？ 吸入薬を使っていますか？

➡ 気管支拡張薬、吸入ステロイド薬、抗菌薬などの使用を確認する。

『β_2刺激薬やテオフィリンを使用』

↪ アドレナリン含有歯科用局所麻酔剤により、動悸、頻脈、不整脈などを引き起こす可能性あり。

『吸入薬が処方されている』

↪ 来院時に必ず持参するよう指示する。

3 他に合併症はありませんか？

➡ 循環器疾患、他の呼吸器疾患などの全身的合併症の有無と治療について確認する。

➡ 必要に応じて内科主治医に対診する。

4 嚥下障害や誤嚥はありませんか？

➡ 誤嚥性肺炎などによる下気道感染の危険性について考慮する。

5 在宅酸素療法を行っていますか？

➡ 在宅酸素療法を行っているか、吸入時間、酸素流量について確認する。

➡ 酸素吸入を行っている場合、歯科治療中の火気の使用を避ける。

既往歴

COPD（慢性閉塞性肺疾患）

1　日常生活で咳、痰、息切れなどの症状はありますか？

　喫煙習慣や、現在の体調、咳や痰は多いか、どのような時に息切れを生じるか、生活に支障があるかなどについて確認し重症度を把握する。パルスオキシメータによるSpO_2測定も必要である。
　内科担当医との対診により、治療内容、現在の状態、重症度の判定を行い、重症度に応じた歯科治療計画を検討する。重症度分類にはGOLD分類が用いられる（P066 表1）。

2　どのようなお薬を飲んでいますか？　吸入薬を使っていますか？

　COPDの治療には、禁煙、薬物療法、呼吸リハビリテーション、在宅酸素療法、手術療法などが行われる。薬物療法に用いられる、短時間作用性$β_2$刺激薬・抗コリン薬、吸入ステロイド薬、長時間作用性$β_2$刺激薬・抗コリン薬、テオフィリンなどの使用について確認する。$β_2$刺激薬やテオフィリンは歯科用局所麻酔カートリッジに含まれるアドレナリンにより作用が増強され、動悸、頻脈、不整脈などを引き起こす可能性がある（参考文献①）。
　内科より吸入薬が処方されている場合は、来院時に必ず持参するよう指示する。また、気道感染を合併する場合では抗菌薬が処方されている場合があり確認が必要である。

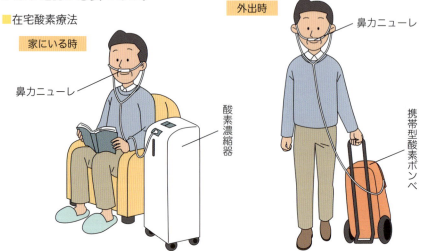

■在宅酸素療法

3 他に合併症はありませんか？

　COPDでは、虚血性心疾患、うっ血性心不全、骨粗鬆症などの全身的合併症の有無と治療について確認する。またそれぞれの合併疾患の程度、治療内容、服用薬などについても確認が必要である。うつ病や睡眠障害を合併することもあり、病状の進行に伴う患者の心理状況にも配慮する。（表2）

■表2　COPDの合併症

循環器系	虚血性心疾患、うっ血性心不全、脳血管障害など
呼吸器系	肺高血圧症、肺がん、肺炎など
消化器系	胃潰瘍、胃食道逆流症
中枢神経系	睡眠障害、うつ病、認知症
代謝系	糖尿病、メタボリックシンドローム
筋骨格系	骨粗鬆症、四肢の筋力低下

4 嚥下障害や誤嚥はありませんか？

　嚥下障害、高次脳機能低下、咳嗽力低下による喀出困難、胃食道逆流症などでは、COPDの増悪の可能性が高くなるとの報告がある（参考文献②）。自分で咳や痰を排出できるかを確かめるとともに、歯科治療中の誤嚥に十分注意し確実な吸引操作を心掛ける。

5 在宅酸素療法を行っていますか？

　症状が重症化し、慢性的な呼吸不全による低酸素症が生じる段階となった場合には、在宅酸素療法（HOT：Home Oxygen Therapy）が必要となる。24時間酸素吸入を行っている患者では、歯科医院においても酸素ボンベの携帯や鼻カニューレ装着によりその確認は容易だが、軽度の患者であれば就寝時にのみ吸引を行う場合もあるため診療時の確認が必要である。HOTを行っている患者では、吸入時間、酸素流量を確認しておく。
　また、歯科治療中、酸素カニューレの近くでの火気の使用は厳禁である（参考文献③）。

COPD（慢性閉塞性肺疾患）｜ 065

歯科治療時の注意点　COPD（慢性閉塞性肺疾患）

■ 重症度を考慮した歯科治療

医療面接やかかりつけ医師からの提供情報により、疾患の重症度を評価し、重症度に基づいた歯科治療を進めていく。GOLD分類も治療計画立案の参考となる（表1）。

咳や痰の多い時期は、積極的な歯科治療を控え、症状の安定している時期に行う。また誤嚥性肺炎はCOPD増悪の原因となるため、日頃の口腔ケアを指導するとともに歯科治療時の誤嚥にも注意する。

■ パルスオキシメータは必須！

COPD患者の歯科治療において、低酸素症は最も大きな問題となるため、治療前や治療中の低酸素状態を知るために、パルスオキシメータによるモニタリングは必須である。治療前または治療中にSpO_2の低下を認めるようであれば、鼻カニューレや酸素マスクを用いて酸素投与を行う。

■表1　GOLD分類と歯科治療の目安

病期	スパイロメトリー %FEV_1	臨床症状	歯科治療の目安と対応
0期（リスク群）	検査値は正常、慢性症状（咳・喀痰）あり	安静時には息切れはなく、合併症もほとんどみられない	・咳や喀痰が少なく、体調が良ければ通常の歯科治療は可能。 ・治療中の咳発作発現時には、ファウラー位とし喀痰排泄を促す。 ・咳が治まらなければ吸入薬（気管支拡張薬）を用いる。
Ⅰ期（軽度）	%FEV_1≧80%	^	^
Ⅱ期（中等度）	50%≦%FEV_1<80%	^	^
Ⅲ期（高度）	30%≦%FEV_1<50%	息切れがひどく日常生活に支障あり	・咳や喀痰の少ない時期を選ぶ。 ・SpO_2をモニターし、90%以下になれば酸素投与。 ・治療中の咳発作に対しては、0〜Ⅱ期と同様。 ・観血的処置などは病院歯科への依頼が望ましい。
Ⅳ期（極めて高度）	%FEV_1<30%	日常生活が不可能。長期酸素療法	・外来では義歯調整程度にとどめる。 ・基本的には、病院歯科への治療依頼が望ましい。

column

▶CO₂ナルコーシス

慢性呼吸不全患者では呼吸中枢のCO_2感受性が鈍くなっているため、呼吸の維持は低酸素刺激にゆだねられている。この状態で高濃度の酸素投与を行うと、低酸素刺激がなくなり呼吸中枢が抑制され、ますますCO_2が蓄積するという悪循環に陥る。著明なCO_2蓄積は、意識障害や頭痛などの中枢神経症状をきたす。

既往歴

肝臓病（肝炎等）

　肝臓病には、脂肪肝、肝炎、肝硬変、肝臓がんなど病状をあらわすいくつもの病名があり、さらにその原因からウイルス性、アルコール性、先天性、自己免疫性、代謝障害性、薬剤性などに分けられる。歯科外来においては慢性肝炎の状態で来院する患者が多く、その大部分はウイルス性である。

　現在、本邦のHCV（C型肝炎ウイルス）感染者数は約200万人以上と推定され、慢性肝炎、肝硬変、肝がん患者の約75％がHCV感染例とされている。

肝臓病の原因や状態を把握する

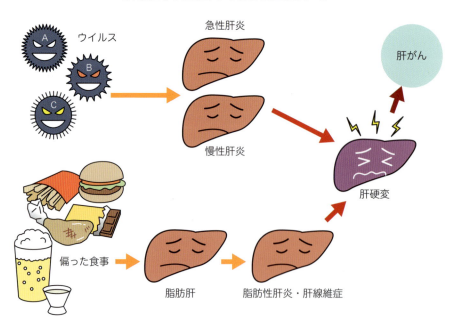

医療面接

1 肝臓病の原因は何ですか？
ウイルス性肝炎といわれていますか？

➡スタンダードプリコーションを徹底。

2 病気の経過について教えてください。

➡患者に『肝炎発症の時期、経過、治療内容・効果・副作用』などを
確認。

➡主治医にも確認する（治療内容や副作用、治療の効果など）。

3 現在の状態について教えてください。
1）自覚症状はありますか？
2）最近、内科を受診しましたか？
血液検査をしましたか？

➡次のような患者については、主治医に照会。
a）『肝炎治療中』で、観血的歯科治療を予定している患者。
b）『全身倦怠感、発熱など肝障害の自覚症状がある』患者。
c）『慢性肝炎の薬物治療として、抗ウイルス療法、ステロイド
離脱療法の治療中または終了直後』である患者。

4 肝硬変の診断は受けていますか？
1）出血傾向はありますか？
2）食道静脈瘤があるといわれていますか？

➡主治医への対診を行うことが基本。

『肝硬変まで症状が進んでいる』
↳出血傾向や薬物分解能異常に注意が必要。

『食道静脈瘤がある』
↳歯科治療中、強い刺激や痛みを与えると破裂する危険性あり。

既往歴

肝臓病（肝炎等）

肝臓病（肝炎等）｜069

1 肝臓病の原因は何ですか？
ウイルス性肝炎といわれていますか？

　日本では、肝炎の原因の80％は、肝炎ウイルスによるものとされている。ウイルス性肝炎患者に対しては、厳密な院内感染予防対策を行う必要があり、スタンダードプリコーションの徹底が基本となる。

2 病気の経過について教えてください。

　肝炎発症の時期、経過、治療内容・効果・副作用などについて確認する。インターフェロン（IFN）療法による白血球、血小板の減少や、ペグインターフェロン（PEG-IFN）、リバビリン（Ribavirin）による2剤併用療法では溶血性貧血などの副作用が報告されており、治療内容や副作用、さらに治療の効果などについて主治医に確認する。

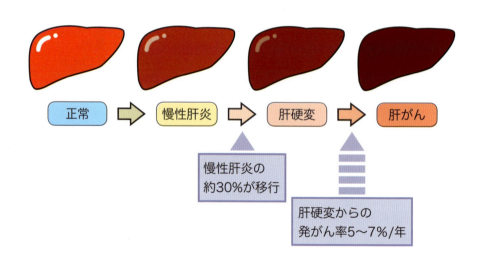

3 現在の状態について教えてください。
1）自覚症状はありますか？
2）最近、内科を受診しましたか？
血液検査をしましたか？

　①肝炎治療中であり観血的歯科治療を予定している場合、②全身倦怠感、発熱など肝障害の自覚症状がある場合、③慢性肝炎の薬物治療として、抗ウイルス療法、ステロイド離脱療法の治療中または終了直後である場合には、主治医に照会する。その際、感染力、肝炎ウイルスの種類、治療効果とその副作用、活動期か否か、肝機能障害の重症度、肝硬変合併の有無、出血傾向などについて問い合わせるほか、最近の血液検査データの情報提供を依頼し、現在の状態を確認しておく。

　☞ 臨床検査の読み方 P225

4 肝硬変の診断は受けていますか？
1）出血傾向はありますか？
2）食道静脈瘤があるといわれていますか？

　慢性肝炎が長期にわたる場合、肝硬変を併発することがある。肝硬変まで症状が進んでいる場合は、肝予備力低下による免疫能や薬物代謝能が低下してくることから、出血傾向や薬物分解能異常に注意が必要となる。
　肝硬変の合併症として食道静脈瘤がみられることがあり、その頻度は約80％とされている。歯科治療中、食道静脈瘤のある患者に、強い刺激や痛みを与えると破裂する危険性があり、患者の生命を左右することから、モニタリングとともに厳重な全身管理が求められる。
　肝硬変の進行の指標として、臨床的には血小板を肝線維化の指標として代用する方法やChild-Pugh分類による評価法があるが、いずれにせよ歯科治療にあたっては主治医への対診を行うことを基本とする。

　☞ 臨床検査の読み方 P225

■ 肝硬変の原因

その他（非アルコール性脂肪性肝炎など）約5％
アルコール性 約5％
B型肝炎ウイルス感染 約20％
C型肝炎ウイルス感染 約70％

出典：国立国際医療研究センター
肝炎情報センターHP

既往歴

肝臓病（肝炎等）

肝臓病（肝炎等）│ 071

歯科治療時の注意点　　**肝臓病（肝炎等）**

■ 活動期は応急処置に留める

　歯科治療の実施については、病態が非活動期で全身状態が不良でなければ、スタンダードプリコーションを徹底させたうえで自院での観血的歯科治療も可能である。ただし、慢性肝炎の進行に伴う出血傾向に留意し、観血的処置の際は確実な局所止血処置を心がける。一回のスケーリングは小範囲にとどめたほうが安全である。

　活動期であることが明らかな場合や、肝機能障害の進行が疑われた場合は、自院での処置は応急処置にとどめ、主治医への対診を優先し、必要に応じて大学病院など専門施設へ依頼する。

■ 抗菌薬、鎮痛薬について

　投薬に関しては、腎排泄型のペニシリン系、セフェム系、ニューキノロン系が比較的安全に用いることができる。肝排泄型のマクロライド系、テトラサイクリン系抗菌薬の長期投与は避ける。

　鎮痛のための酸性NSAIDsは頓用にとどめる。プロドラッグ薬（ロキソプロフェン）は肝障害を悪化させる可能性があるため、使用は控える。

ウイルス性肝炎の検査（ウイルス検査）法

	種類	意義・判断基準等
B型肝炎	HBs抗原	・陽性でHBV感染
	HBs抗体	・中和抗体で、陽性であれば既感染・治癒
	HBc抗体	・IgM型とIgG型の2種類あり ・陽性でHBV感染 ・HBs抗原陰性でもHBc抗体陽性でHBV感染の場合あり ・スクリーニング検査でHBs抗体陽転の際に測定 ・ワクチンではHBc抗体陰性
	HBc-IgM抗体	・初期感染急性期または慢性肝炎急性増悪期に上昇傾向
	HBc-IgG抗体	・HBc-IgM抗体に少し遅れて現れ、概ね生涯にわたり血中に存在 ・過去のHBV感染を示す
	HBe抗原	・HBV量が多く、感染性が高いことを示す
	HBe抗体	・HBV量が少ないことを示し、HBe抗原（−）、HBe抗体（＋）でHBV増殖減少を示す
	HBV-DNA	・現在はリアルタイムPCRが主流でHBVのDNA量を直接測定
C型肝炎	HCV抗体	・スクリーニングの主流で、感染初期には陰性を呈する場合もあり
	HCV-RNA	・C型肝炎ウイルスのRNA量の測定法で、TaqMan®real-time PCR法が現在の主流 ・HCV抗体陽性でもHCV-RNA陰性の場合は既感染・治癒症例と診断 ・抗ウイルス治療後の効果判定にも使用

ウイルス性肝炎の診断基準

HBs抗原	HBs抗体	HBc抗体	HBe抗原	HBe抗体	HBV-DNA	臨床像
(−)	(+)	(+)	(−)	(−)	(−)	既感染・治癒
(+)	(−)	(+)	(−)	(+)	(−)	HBe抗体陽性無症候性キャリア
(+)	(−)	(+)	(+)	(−)	(+)	HBe抗原陽性無症候性キャリア
(+)	(−)	(+)	(+)	(−)	(+)	慢性B型肝炎

072 ｜ 肝臓病（肝炎等）

column

▶ **スタンダードプリコーション：標準予防策**

　標準予防策は「患者の血液・体液や患者から分泌・排泄される湿性物質（尿・痰・便・膿）、患者の創傷、粘膜に触れる場合は感染症の恐れがある」とみなして対応する方法で、これらの物質に触れた後は手洗いをし、あらかじめ触れる恐れのある時は、手袋、エプロン、マスク、アイシールドなどを着用するというのがその基本となる。この予防策は感染症の有無にかかわらず、すべての患者に適用される。治療中に唾液や粘膜に触れる歯科治療においては、標準予防策の実施が特に重要である。

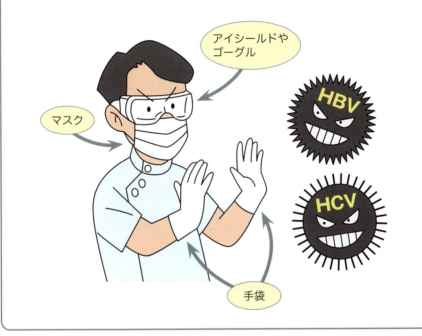

既往歴

肝臓病（肝炎等）

既往歴

腎臓病

　腎臓の病気は、腎炎、ネフローゼ症候群、IgA腎症、糖尿病性腎症、腎硬化症、腎腫瘍など様々な疾患がある。腎不全は病名ではなく、腎臓の機能が失われて本来の働きをすることができなくなった状態を指す。腎不全の末期では透析療法が行われる。

　最近では、慢性的に腎機能低下を表す病名として「慢性腎臓病（CKD：Chronic Kidney Disease）」が用いられており、日本では8人に1人がCKDであるとされている。

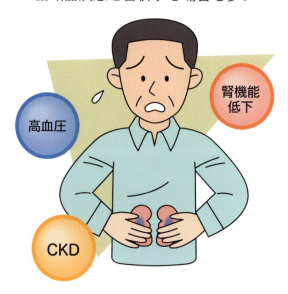

腎機能障害が進行すると、高血圧など循環器疾患を合併する場合も多い

医療面接

1　どんな腎臓病ですか？

➡歯科治療にあたって、病態の特徴や重症度を把握。

2　現在の状態について教えてください。
　1）自覚症状や合併症はありますか？
　2）最近、内科を受診しましたか？
　　　血液検査をしましたか？
　3）出血しやすいですか？

➡腎機能障害が進行すると、息切れ、むくみ、尿排泄の異常などの
　自覚症状を呈してくる。

3　治療のために飲んでいる薬はありますか？

➡薬物療法による影響を考慮する。

『ステロイド療法や免疫抑制療法が行われている』

↳易感染性に注意。

☞副腎皮質ステロイド薬 P158

☞腫瘍用薬・免疫抑制剤 P164

4　透析療法を受けていますか？
　1）いつから開始しましたか？
　2）何曜日に受けていますか？
　3）シャントはどちら側ですか？

『血液透析を受けている』

↳透析導入後約6か月間の観血的処置はできるだけ控える。
　歯科治療は透析翌日に行うことを基本とし、透析当日（透析後
　6時間以内）の治療は避ける。
　全身状態への対応、処置日やシャント保護などにも配慮。

既往歴

腎臓病

腎臓病 | 075

1 どんな腎臓病ですか？

　腎機能障害には様々な病態があり、歯科治療にあたってはそれぞれの病態の特徴や重症度を把握することが必要である。

2 現在の状態について教えてください。
　1）自覚症状や合併症はありますか？
　2）最近、内科を受診しましたか？
　　血液検査をしましたか？
　3）出血しやすいですか？

　腎機能障害が進行すると、息切れ、むくみ、尿排泄の異常などの自覚症状を呈してくる。また、高血圧症をはじめとする循環器疾患や糖尿病を合併する場合も多い。さらに貧血や出血傾向を認めることもある。

3 治療のために飲んでいる薬はありますか？

　腎臓病の治療は、主に薬物療法、食事療法、生活指導が行われる。歯科治療にあたっては、薬物療法による影響を考慮する（表1「腎臓病患者に用いられる薬品」参照）。ステロイド療法や免疫抑制療法が行われている症例では、易感染性に注意する。

☞ 副腎皮質ステロイド薬 P158

☞ 腫瘍用薬・免疫抑制剤 P164

■表1　腎臓病患者に用いられる薬品

腎臓病・合併症・症状	投与されている可能性のある薬品
腎炎・IgA 腎症、ネフローゼ症候群	副腎皮質ステロイド薬、免疫抑制薬、抗血小板薬・抗凝固薬
高血圧	Ca 拮抗薬、利尿降圧薬、交感神経抑制薬、血管拡張薬
浮腫	利尿薬、抗アルドステロン薬

4 透析療法を受けていますか？
　1）いつから開始しましたか？
　2）何曜日に受けていますか？
　3）シャントはどちら側ですか？

　腎機能が高度に障害された場合、透析療法が導入される。透析療法には、血液透析と腹膜透析があり、日本では9割以上が血液透析である。透析患者では全身状態への対応の他、処置日やシャント保護などにも配慮が必要となる。

人工透析の流れ

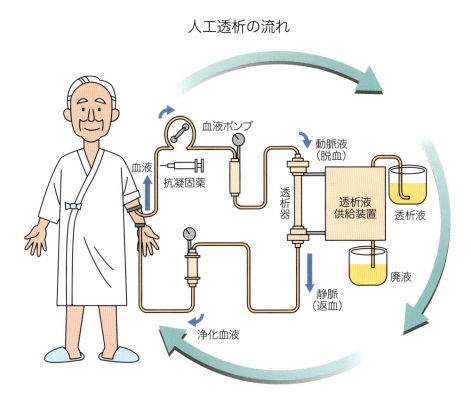

既往歴　腎臓病

腎臓病 | 077

歯科治療時の注意点　腎臓病

■ 歯科治療中のバイタルサイン測定は重要

　病状が安定していれば通常の歯科治療は可能である。日常生活において、腎機能の悪化が疑われる場合や内科加療中の場合は内科主治医に対診し、腎障害の程度、合併症、治療内容、血液検査所見などに関する情報を得てから治療を行うことを基本とする。高血圧を呈していることも多く、歯科治療中のバイタルサイン測定は重要である。

■ 抗菌薬、鎮痛薬について

　投薬に関して、腎機能障害患者に安全性が確立された消炎鎮痛薬はないが、ジクロフェナク（ボルタレン®）、ロキソプロフェンナトリウム（ロキソニン®）、インドメタシン（インダシン®）、アセトアミノフェン（カロナール®）は頓用であれば減量の必要なく投与可能である。抗菌薬の投与は、ペニシリン系、セフェム系（セファロリジンを除く）が比較的安全性が高いが、投与量や投与間隔に関しては主治医に薬剤を提示し、適切な使用法を決定することが望ましい。マクロライド系は常用量使用が可能である。腎機能低下が明らかな場合は、アミノグリコシド系やグリコペプチド系抗菌薬は避ける。

＊**腎機能低下時の主な薬剤投与一覧**
「薬剤性腎障害診療ガイドライン2016（成田一衛他、薬剤性腎障害の診療ガイドライン作成委員会）」の「付表2　腎機能低下時の主な薬剤投与一覧」を参照。

■ 血液透析患者

　血液透析患者では、透析導入後約6か月間の観血的処置はできるだけ控え、透析専門医への確認を優先する。歯科治療は透析翌日に行うことを基本とし、透析当日（透析後6時間以内）の治療は避ける。
　血液透析患者では上肢にシャント手術が行われており、血圧測定はシャント側を避ける必要がある。

《透析患者のシャント手術》
　血液透析では、血管に針を刺し、血液を毎分150mL以上の速さで連続的に透析装置とダイアライザーへ取り出す必要がある。そのため、一般的に利き手と反対側の前腕の動脈と静脈とを手術によりつなぎ合わせ、内シャント（ブラッドアクセス）と呼ばれる血液の取り出し口

を作成する。シャントを作成することにより動脈から静脈に大量の血液が流れ静脈が怒張してくるため、この静脈に針を刺して血液回路と接続し血液透析治療を行う。

　シャントは、適切に管理されていれば半永久的に使用できる場合もある。シャント側では駆血帯を巻いたり血圧測定を行うことは避けなければならない。

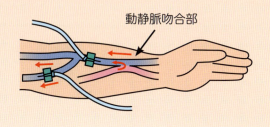

動静脈吻合部

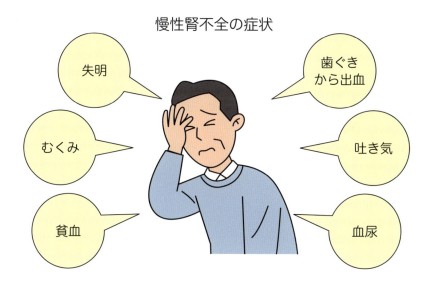

慢性腎不全の症状

- 失明
- 歯ぐきから出血
- むくみ
- 吐き気
- 貧血
- 血尿

既往歴

甲状腺疾患

甲状腺疾患は、甲状腺ホルモンの分泌状態によって、機能亢進症と機能低下症に分類される。

甲状腺機能亢進症

甲状腺ホルモン（サイロキシン、トリヨードサイロニン）が過剰に分泌され、全身の代謝や各臓器の働きが活発になる疾患の総称で、最も頻度が多いのがバセドウ病である。主な症状は、眼球突出、甲状腺腫（びまん性に頸部が腫れる）、頻脈、動悸、息切れ、全身倦怠感、収縮期血圧の上昇、食欲亢進をともなう体重減少、発汗過多、振戦（手指が震える）、筋力低下などである。

甲状腺機能低下症

甲状腺ホルモンの作用不足により、代謝や各臓器の働きが低下する疾患の総称で、最も頻度が多いのが橋本病である。主な症状は、発汗低下、皮膚の乾燥、寒がり、徐脈、便秘などである。

いずれも、歯科治療に際して、甲状腺機能がコントロールされているかが重要である。

医療面接

1 病名をご存知ですか？

『甲状腺機能亢進症（バセドウ病）』
↳甲状腺機能が十分にコントロールされた後、歯科治療を行う。

『慢性甲状腺炎（橋本病）』『先天性甲状腺機能低下症（クレチン症）』
『甲状腺がん』『急性化膿性甲状腺炎』
↳甲状腺機能の確認が必要。

2 治療を受けていますか？（受けたことがありますか？）

『受けている』
↳主治医に確認。

『現在受けてない』
↳精査を依頼。

3 どのような治療を受けていますか？

『抗甲状腺薬』
↳副作用として、まれに（0.4%）、無顆粒球症が起こりうる。感染症を併発しやすくなることに注意。

4 心臓の病気を合併していませんか？

『甲状腺機能亢進』
↳心房細動を併発している場合がある。

『甲状腺機能低下』
↳虚血性心疾患の危険性がある。

5 現在、自覚症状がありますか？

『あり』
↳甲状腺機能を再確認する。

既往歴

甲状腺疾患

甲状腺疾患 | 081

1 病名をご存知ですか？

◎甲状腺機能亢進症（バセドウ病）
　治療によって甲状腺機能が十分にコントロールされてから、歯科治療を施行する。コントロールされていない状態で歯科治療によるストレスが加わった場合、甲状腺クリーゼ（頻脈、高熱、不穏などとともに複数臓器の機能不全をきたす病態）をきたす危険性がある。

◎慢性甲状腺炎（橋本病）
　最も多い甲状腺疾患である。甲状腺機能は正常なことが多いが、この疾患を基礎として、無痛性甲状腺炎（甲状腺機能亢進）や甲状腺機能低下症を発症することがある。したがって、甲状腺機能の確認が必要である。

◎その他
　先天性甲状腺機能低下症（クレチン症）、甲状腺がん、急性化膿性甲状腺炎などの場合も、歯科治療に際して、甲状腺機能の確認が必要である。

2 治療を受けていますか？（受けたことがありますか？）

　甲状腺疾患は、甲状腺機能が十分にコントロールされていることが重要である。現在の治療状況、甲状腺機能の状態について、主治医に確認する。現在受けていない場合、精査を依頼する。

3 どのような治療を受けていますか？

　甲状腺機能亢進には、抗甲状腺薬の投与の他、甲状腺切除や ^{131}I 内用療法（アイソトープ治療）がある。抗甲状腺薬の副作用として、まれに（0.4%）、無顆粒球症がある。感染症を併発しやすくなるので、注意が必要である。また、頻脈防止に β 遮断薬を服用している場合がある。甲状腺機能低下には、甲状腺ホルモンの投与がある。

既往歴

甲状腺疾患

4 心臓の病気を合併していませんか？

　甲状腺機能亢進では、心房細動を併発している場合がある。甲状腺機能低下では、血中総コレステロール上昇による虚血性心疾患の危険性がある。

5 現在、自覚症状がありますか？

　現症は、甲状腺機能を確認する上で極めて重要である。著しい動悸や息切れ、全身倦怠感などの自覚症状がある場合、甲状腺機能を再確認する。

！ 歯科治療時の注意点　　甲状腺疾患

■ 甲状腺機能を確認する

　甲状腺機能が十分にコントロールされてから、歯科治療を施行する。しかしながら、十分にコントロールされるには1か月以上を要するので、やむをえず処置が必要な場合は、全身管理下に可能な限りストレスを与えないように歯科処置を施行する。ストレスの軽減や緊急時に対応するため、静脈内鎮静法（静脈確保がされている）の応用が望ましい。

■ アドレナリン含有歯科用局所麻酔剤の使用は、原則禁忌である

　現症を十分に観察しつつ、慎重に使用する。頻脈がある場合やβ遮断薬を服用している場合は、アドレナリン無添加の局所麻酔剤、フェリプレシン含有プロピトカイン（シタネスト-オクタプレシン®）やメピバカイン（スキャンドネスト®）の使用を考慮する。

■ 観血的処置の後は、必ず抗菌薬を使用する

既往歴

甲状腺疾患

甲状腺疾患 | 083

既往歴

副腎皮質機能不全

　副腎皮質ホルモンの分泌機能が低下した状態。副腎皮質機能低下症ともいわれる。副腎自体に原因がある場合と、脳下垂体からの副腎皮質刺激ホルモン（ACTH）の分泌不全が原因となる場合とがある。慢性的に副腎皮質機能が低下したアジソン病（原発性慢性副腎皮質機能低下症）は難病指定されている。

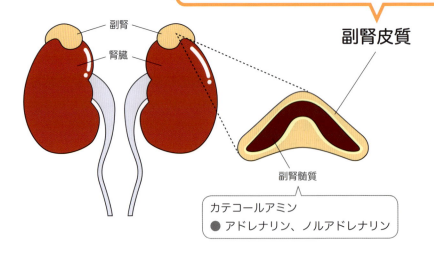

医療面接

1　副腎皮質ステロイド薬を服用していますか？

➡服用期間、服用薬剤名、服用量などを把握する必要がある。
☞ 副腎皮質ステロイド薬 P158

2　現在、症状は安定していますか？

『全身倦怠感、食欲低下、体重減少などの症状がある』
『発熱がある』『感染症を合併している』

↳歯科治療は緊急処置に留め、医科受診を優先する。

既往歴

副腎皮質機能不全

副腎皮質機能不全｜085

1 副腎皮質ステロイド薬を服用していますか？

　副腎皮質機能不全では、不足しているコルチゾールを補うためコルチゾール作用のある糖質コルチコイドによるホルモン補充療法が行われる。ホルモン補充療法の期間、服用薬剤名、服用量などを把握する必要がある。強い侵襲やストレスが加わる場合には、医科主治医に対診し副腎皮質ステロイド薬の増量（ステロイドカバー）も考慮する。

2 現在、症状は安定していますか？

　全身倦怠感、脱力感、易感染性、食欲不振、体重減少、低血糖、低血圧、関節痛などの自覚症状が著明な場合は、歯科治療は緊急処置に留め、医科受診を優先する。

　副腎皮質機能不全に対し、十分なホルモン補充療法が行われない場合、症状が急速に悪化し、血圧低下や低血糖による意識障害などを生じる危険性がある。また、副腎皮質機能不全の患者に発熱や感染症が生じた場合や、歯科治療時のストレスや手術などでも副腎クリーゼの引き金となる可能性がある。

■表1　副腎皮質機能不全の主な症状

全身症状	全身倦怠感、脱力感、体重減少、食欲低下、嘔気・嘔吐、脱水、低血圧、低血糖、皮膚の色素沈着、腋毛・恥毛の減少など
口腔症状	口腔粘膜、歯肉、舌、口唇などに斑状で褐色調の色素沈着
精神症状	不安や集中力の低下など

歯科治療時の注意点　副腎皮質機能不全

■ 精神的・身体的なストレスを避ける

歯科診療においては、副腎疾患以外に、治療として行われる副腎皮質ステロイド薬の長期投与が問題となる。副腎皮質ステロイド薬長期投与により二次的な副腎皮質機能抑制が生じている場合では、手術やストレスなど生体のステロイド需要が急激に増加した場合に、必要なステロイド分泌が行えず、副腎クリーゼ（急性副腎皮質機能不全）と呼ばれる病態となり、著しい全身倦怠感、吐き気、嘔吐、低血圧などを認め、さらに症状が重症化すると意識障害をきたしショックに至る危険性もある。

---

column

▶レスキューカード

緊急時に最悪の事態を避けるために患者が携帯しているステロイドレスキューカードは、医療機関での早期診断や早期対応に有用である。このカードには、副腎皮質機能不全患者の緊急時の対応に必要な情報が記載されている。

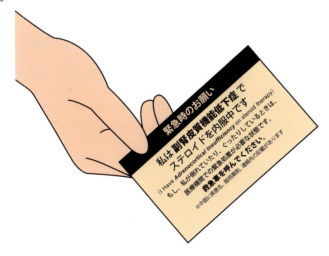

出典：日本内分泌学会雑誌 91 巻 Suppl. September 2015、P15、「図 3 患者携帯緊急カード作成例」をもとにイラスト作成

既往歴

アレルギー

　アレルギーとは、免疫機能が特定の抗原に対して過剰に反応することをいう。アレルギーの原因は、生活環境の影響や抗原への過剰な曝露、遺伝などである。また、薬物アレルギーは、主に解熱鎮痛消炎薬や抗菌薬で生じやすいが、特に歯科ではアレルギー頻度の高いペニシリン、セフェムなどのβラクタム系の使用頻度が多いので、医療面接時の情報収集が極めて重要である。また、同様のスペクトラムを持っている異なるクラスの抗菌薬の知識も必要である。

　なお、薬効別頻度は、抗菌薬39％、中枢神経系用薬27％で、その他は10％未満である。薬効をさらに細分化すると、βラクタム系抗菌薬が30％、非ステロイド性抗炎症薬が20％で、全体の50％を占める。

　喘息の原因の多くがアレルギーであることは周知の通りであり、喘息の項も参照されたい。

☞ 喘息 P056

エピペンは、アナフィラキシーがあらわれた時に使用

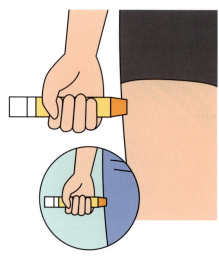

エピペンを太ももの前外側に垂直になるようにして強く押し付ける。太ももに押し付けたまま数秒間待つ。エピペンを太ももから抜き取る。
- エピペンの上下先端のどちらにも親指をかけないように握る。
- 太ももの前外側以外には注射しない。
- 太ももにエピペンを振りおろして接種しない。
- 緊急の場合には、衣服の上からでも注射できる。

医療面接

1　お薬手帳またはアレルギーカードをお持ちですか？

➡お薬手帳の「アレルギーの記録」「副作用情報」の欄を活用。

『アレルギー歴に、服用した薬剤が記載されている』

↳歯科治療時、投薬に大きな制限が出る。予めアレルギー検査を実施。

➡薬物性アレルゲンの特定が必要／共通した構造または類似した構造を有する薬剤間では、アレルギー(交差反応)が起こる可能性がある。

2　（上記がない場合は）何のアレルギーですか？
アレルギー性〇〇等と告げられたことがありますか？

➡アレルゲンは、「吸入性アレルゲン」「食物性アレルゲン」「薬物性アレルゲン」の３つに大別される。

3　アレルゲン曝露から発症までの時間経過について教えてください。

➡"最も重篤"なのは、Ⅰ型アレルギーの即時型アレルギー（アナフィラキシー）およびアナフィラキシー様反応である。このアレルギー症状は、10分前後で現れる。

4　その際、どのような症状がでましたか？
症状は全身性ですか、それとも部分的ですか？

➡患者に異変が起きた場合の確認部位として参考にできる。

➡「即時型アレルギー」「遅延型アレルギー」がある。

➡慢性に経過するものとして、「光線過敏型薬疹」「苔癬型薬疹」がある。

5　ご家族にアレルギーの方はいらっしゃいますか？

➡アレルゲンが遺伝性であることは、特に食物に起因したアレルギーに多い。薬物アレルギーも同様の傾向があると考えられ、これらの確認は重要な情報となる。

既往歴

アレルギー

アレルギー｜089

1 お薬手帳またはアレルギーカードをお持ちですか？

　アレルゲンの特定が必要である。また、共通した構造または類似した構造を有する薬剤間ではアレルギー（交差反応）が起こる可能性がある。

　近年普及しているアレルギーカードには、その様式は規定されていないものの、起因薬剤、発症時期、副作用症状、発行医療機関等が記載されている。この発行に際しては、原因薬剤が特定された場合と、特定されていなくてもその際に服用した薬剤（可能性のある薬剤すべて）が記載されている場合がある。後者の場合、歯科治療に際して投薬に相当の制限がでるので、予め、アレルギー検査を実施する必要がある。

　また、最近は、お薬手帳が普及しており、これに「アレルギーの記録」や「副作用情報」を記録する欄が設けられている。また、「アレルギーの記録」については、薬以外の食品等によるアレルギーであっても記入されていることが多いので活用されたい。

2 （上記がない場合は）何のアレルギーですか？ アレルギー性○○等と告げられたことがありますか？

　原則的には、即時型Ⅰ型アレルギーにおける環境由来の抗原物質をアレルゲンと呼ぶ。アレルゲンは「吸入性アレルゲン」「食物性アレルゲン」および「薬物性アレルゲン」の３つに大別される。

　アレルギー疾患としてはアトピー性皮膚炎、アレルギー性鼻炎（花粉症）、アレルギー性結膜炎、アレルギー性胃腸炎、気管支喘息、小児喘息、食物アレルギー、薬物アレルギー、蕁麻疹などがある。

3 アレルゲン曝露から発症までの時間経過について教えてください。

　クームス分類では、アレルギーは、その発生機序により大きくⅠからⅤ型に分類されるが、最も重篤なのはⅠ型アレルギーの即時型アレルギー（アナフィラキシー）およびアナフィラキシー様反応である。このアレルギー症状は、10分前後で現れる。

既往歴

アレルギー

090 ｜ アレルギー

4 その際、どのような症状がでましたか？
症状は全身性ですか、それとも部分的ですか？

即時型アレルギーと遅延型アレルギーでは、その症状は当然ながら異なる。

即時型アレルギーでは、薬疹は薬剤投与後10～30分以内に症状が出現することが多く、蕁麻疹および血管性浮腫が認められる。一方、遅延型アレルギーでは投与数時間から2日以内に麻疹や風疹に類似した紅色の皮疹（丘疹）が全身に、または紅い斑点（紅斑）が身体の一部から次第に全身に広がる。

この他、慢性に経過するものとして、露光部に強い紅斑をみる光線過敏型薬疹や、赤紫色の隆起した斑点がみられる苔癬型薬疹がある。

全身か部分かは患者に異変が起きた場合の確認部位として参考にできるが、毎回、必ずしも同一の症状とは限らない。しかし、出やすい部位は概ね固定されている傾向にあるので確認しておく。

なお、アナフィラキシーショックには、IgEを介する所謂アナフィラキシーと、過去の曝露の有無に関係しない補体を介した反応から起きるアナフィラキシー様反応がある。

この他、言葉の使い方として、全身性に出現するものをアナフィラキシーと呼び、特に急速な血圧低下によりショック状態を呈したものをアナフィラキシーショックと呼ぶことがある。

5 ご家族にアレルギーの方はいらっしゃいますか？

アレルゲンが遺伝性であることは、特に食物に起因したアレルギーに多い。したがって、薬物アレルギーも同様の傾向があると考え、これらの確認は重要な情報となる。

---

column

▶アレルギーの検査

アレルギーの検査には、主にⅠ型アレルギーの検査としてプリックテストやRAST、薬物アレルギーではリンパ球幼若化試験（LTT）やリンパ球刺激試験（LST）が実施されている。また、Ⅳ型アレルギーの検査でパッチテストが実施される。なお、アトピー性皮膚炎の重症度評価では血清TARC検査が行われる。

アレルギー | 091

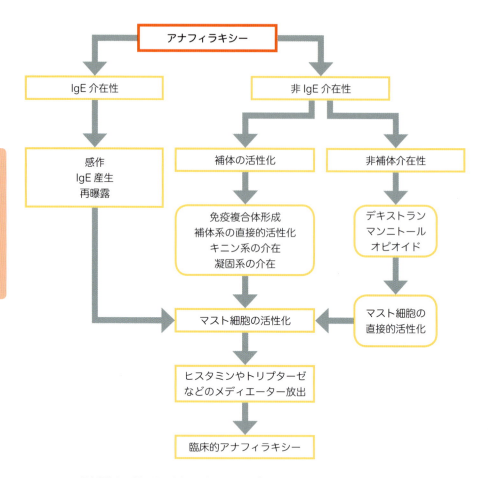

厚生労働省：重篤副作用疾患別対応マニュアル「アナフィラキシー」(2008)（一部改変）

歯科治療時の注意点　アレルギー

■ 医療面接がすべて

　アレルギーをもつ患者の歯科治療の肝は、医療面接での薬物性アレルゲンの特定がすべてである。また、共通した構造または類似した構造を有する薬剤間ではアレルギー（交差反応）が起こる可能性がある。

　安全で安心な歯科治療の遂行には、これらの知識・情報が必要である。また、主成分のみならず、薬剤の添加物もチェックしておく必要がある。さらには、薬剤のみならず、レジン、ボンディング等のプライマーでアレルギーが発症する。

　医療面接時は、単に薬のみならず、その患者のアレルギー全体を把握しておくべきである。また、自院での使用薬剤、材料等の成分をデータベース化して検索が容易にできるようにしておくべきである。

　アナフィラキシー発症時は、時間との闘いであり、迅速な対応が求められる。特に、アレルギーのある患者の歯科治療時には、不測の事態を想定して、緊急対応がとれる準備（エピペン®等アドレナリン、P088参照）をしておくべきである。

■ 歯科医院で局所麻酔アレルギーといわれた

　局所麻酔剤のアレルギーの主な原因は、添加物のメチルパラベン（パラオキシ安息香酸メチル）であった。現在の歯科用局所麻酔剤カートリッジでメチルパラベンが添加されているものは、歯科用シタネスト-オクタプレシン®カートリッジのみである。なお、これ以外に極めて稀であるがピロ亜硫酸ナトリウムが原因添加物として報告されている。これを含むものはオーラ®注歯科用カートリッジ、歯科用キシロカイン®カートリッジおよびキシレステシン™A注射液がある。

　なお、歯科治療中に局所麻酔施行後に神経原性ショック等の偶発症が発症した際に、これを患者がアレルギーと誤認する症例が散見される。

　医療面接では、この経緯・経過を十分に確認し、必要に応じて検査を実施する必要がある。

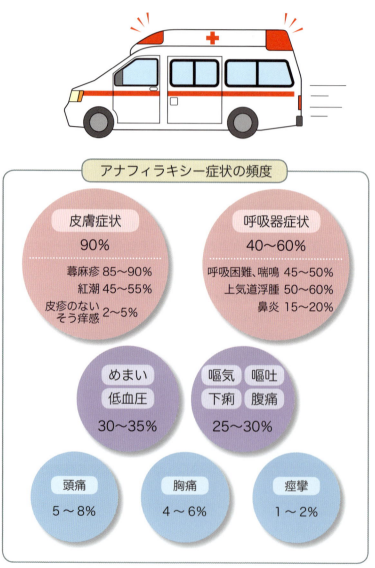

J Allergy Clim Immunol 115;S483-S523,2005（改変）

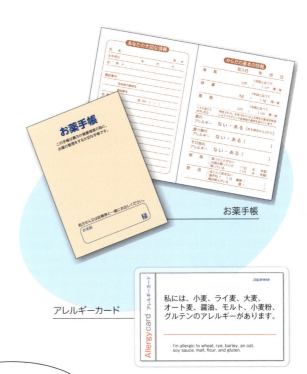

お薬手帳

アレルギーカード

既往歴

アレルギー

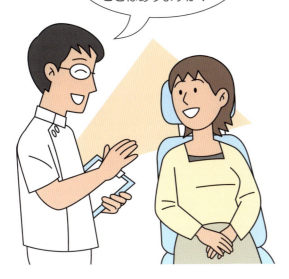

アレルギー | 095

既往歴

関節リウマチ

　日本国内の患者数は、60〜100万人以上と推定され、リウマチ性疾患の中でもっとも患者数が多い疾患である。発症年齢のピークは30〜50歳代で、中高年女性に多い（男性の約3倍）。

　原因は、遺伝的素因にウイルス感染などの刺激が加わって免疫機能に異常が生じる自己免疫疾患とされ、関節の内面を覆っている滑膜に炎症が生じ、増殖した滑膜組織から産生されたTNFα、IL-6などにより炎症反応が関節全体に拡大し機能障害や変形が生じる。歯周病の存在も疾患の進行に関与するとされる。

　関節のこわばりや腫れ、痛みを認め、進行すると軟骨や骨の破壊、関節の変形が起こる。また全身倦怠感や易疲労感、食欲不振を伴うこともある。

　最近では、治療薬の進歩により、早期に適切な治療を開始することで進行を最小限に食い止められるようになってきている。

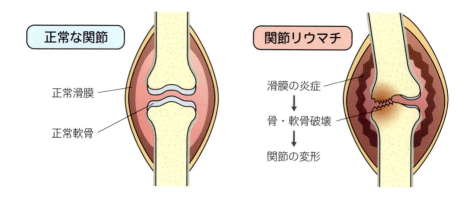

医療面接

1 現在の状態について教えてください。

➡歯科治療は、強い症状のある活動期を避け、状態の安定している時期に行う。

➡関節固定術では関節の可動範囲が限定されるため、歯科用ユニットへの移乗や診療体位にも配慮が必要である。

2 日常生活や身体運動に制限はありますか？

➡身体機能の分類：スタインブロッカーの分類（P100参照）

3 どのような治療を受けましたか？　受けていますか？

➡薬物療法を主として、リハビリテーション、手術療法が行われる。

4 どんなお薬を飲んでいますか？

➡非ステロイド性消炎鎮痛薬（NSAIDs）、副腎皮質ステロイド薬、抗リウマチ薬、生物学的製剤、JAK阻害薬などが病状に応じ用いられる。

➡骨粗鬆症を合併する場合は、ビスホスホネート製剤服用の有無についても確認する。

5 他に合併症はありますか？

➡他の自己免疫疾患や呼吸器疾患、精神症状、副腎皮質ステロイド薬による副作用、感染症などに注意する。

既往歴

関節リウマチ

関節リウマチ | 097

1 現在の状態について教えてください。

　医療面接により、病状の進行状態、進行度、活動期にあるか安定期にあるかを評価する。基本的に歯科治療は、安定期に行う。

　薬物治療やリハビリテーションで十分な回復が得られない場合や、関節障害のために歩行が困難になるなど日常生活に支障が出る場合、手術が行われる。手術療法には、炎症を起こした滑膜を取り除く滑膜切除術、破壊された関節を人工関節に置き換える人工関節置換術、関節を固定する関節固定術などが行われる。関節固定術では関節の可動範囲が限定されるため、歯科用ユニットへの移乗や診療体位にも配慮が必要である。

　また、顎関節の異常を認める場合は、長時間や過度の開口を避ける。

2 日常生活や身体運動に制限はありますか？

　治療に障害のある運動制限や可動域の制限を確認する。関節の痛みや可動域を考慮し、患者に負担の無い診療体位で処置を行う。診療時間の短縮にも配慮する。手指や上肢の関節に障害がある場合は、ブラッシング指導にも工夫が必要となる。

　機能障害の重症度により、歯科治療の適応も考量する。（「歯科治療時の注意点」P100参照）

3 どのような治療を受けましたか？　受けていますか？

　関節リウマチの治療法として、生活指導、薬物療法、リハビリテーション、手術が行われる。歯科治療の際は、リハビリテーションによる関節可動域の改善や疼痛の緩和状況などについて知っておく。

4 どんなお薬を飲んでいますか？

■表1　関節リウマチに用いられる治療薬

痛みや腫れを抑えるお薬を一緒に使用する場合もある。
・非ステロイド性消炎鎮痛薬（NSAIDs） ・副腎皮質ステロイド薬
関節の炎症を抑える。
・疾患修飾性抗リウマチ薬（DMARDs） ・生物学的製剤 ・JAK（ジャック）阻害薬

　近年では、免疫機能を改善し、病状の進行を抑える抗リウマチ薬であるメトトレキサート（リウマトレックス®）が第一選択薬として、7〜8割を超える患者に早期使用されており、薬物治療の中心となっている。

　メトトレキサートや、副腎皮質ステロイド薬の長期投与、生物学的製剤では、免疫力が低下することで感染症にかかりやすくなるため、感染予防に十分な注意が必要である。観血的処置では抗菌薬の予防投与が必要となる。

　NSAIDsが処方されている場合は、歯科治療での処方に注意し重複を避ける。

　骨粗鬆症を合併する場合は、ビスホスホネート製剤服用の有無についても確認する。

☞【中枢神経系用薬】解熱鎮痛消炎薬 P174

☞ 副腎皮質ステロイド薬 P158

☞ 骨吸収抑制薬 P168

5 他に合併症はありますか？

　関節リウマチ患者では、シェーグレン症候群や橋本病などの自己免疫性疾患、間質性肺炎、治療に伴う薬剤性肺炎、呼吸器感染症、痛みの長期持続によるうつ状態、慢性炎症によるアミロイドーシス、骨粗鬆症などの合併症を呈することがあり、これらの疾患の確認と対応が必要である。

歯科治療時の注意点　関節リウマチ

■ スタインブロッカーの分類と歯科治療

関節リウマチの症状・状態で注意する内容が変わるため、要確認。

Class	状態		歯科治療
Ⅰ	ほぼ正常	健康な方とほぼ同様に不自由なく生活や仕事ができる状態	通常の治療は可能
Ⅱ	軽度障害	多少の障害はあるが普通の生活ができる状態	通常の治療は可能 治療時間、診療体位の配慮
Ⅲ	制　限	身の回りのことは何とかできるが、外出時などには介助が必要な状態	ユニット移乗に注意 治療時間、診療体位の配慮
Ⅳ	不　能	ほとんど寝たきりあるいは車椅子生活で、身の回りのことが自分でほとんどできない状態	観血的処置は専門機関で行う

既往歴

関節リウマチ

既往歴

がん

　最近では「がん（癌または悪性腫瘍）」の告知は通常おこなわれており、がん患者（「がん」の既往のある患者も含めて）は、患者自身の状態だけでなく、「がん」に対して多くの情報を持っている。それらの情報を十分聞いた上で、必要に応じて主治医への対診、診療情報を取得し、歯科治療に反映する必要がある。

「がん」の治療内容によって、歯科治療方針が異なってくる

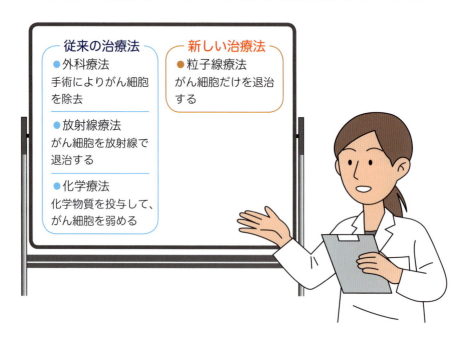

医療面接

1 いつ頃「がん」になりましたか？
どこの「がん」ですか？
今、「がん」の状態はどうですか？

『治癒してから長期間（たとえば5年以上）経過している』
↳ 臓器障害がない限り、通常の歯科治療で問題ない。
※例外）放射線療法の既往、ビスホスホネート製剤

『余命が告げられている』
↳ 患者の家族を交えて歯科治療計画を十分に相談する。

2 どんな「がん」治療をしましたか？
今も治療中ですか？
今後、予定がありますか？
・手術
・抗がん剤
・放射線による治療
・その他

『今後「がん」治療の予定がある』
↳ 歯科的にサポートできることについて、主治医に相談する。
（治療前・中・後の口腔ケアや感染源除去など）

➡ 医療面接結果に応じて、歯科治療計画を検討する。

3 「がん」治療の影響で体に悪いところはありませんか？

『「がん」治療からあまり間がない』
↳ 心理的影響に配慮しながら、歯科治療計画を立てる。

既往歴

がん

1 いつ頃「がん」になりましたか？
どこの「がん」ですか？
今、「がん」の状態はどうですか？

　「がん」が治癒してから長期間（たとえば5年以上）経過している場合は、臓器障害がない限り、通常の歯科治療で問題ないと考えてよい（放射線療法の既往やビスホスホネート製剤については例外）。

　「がん」の部位によって、臓器障害（肝・腎・造血器・内分泌機能障害など）を併発している場合があるので、「がん」の部位と治療内容を確認する。さらに現在の状態についても医療面接で確認、あるいは必要があれば対診する。検査値を確認しておくとよい。

　「がん」が治癒しているのか、加療中なのか、余命が告げられているのかによって、歯科治療方針を考慮する。特に余命が告げられている場合であれば、患者本人だけでなく、患者の家族を交えて今後の歯科治療計画について十分相談する必要がある。

2 どんな「がん」治療をしましたか？
今も治療中ですか？
今後、予定がありますか？
　　・手術
　　・抗がん剤
　　・放射線による治療
　　・その他

　「がん」治療として、主に手術、化学療法、放射線療法があるが、どんな治療をしたのか、または現在も治療を継続しているのかを知っておく必要がある。過去の治療内容によっては、歯科治療方針が異なってくる。たとえば、骨吸収抑制薬、血管新生阻害薬の投与や、頭頸部への放射線照射の既往がある場合には、外科的処置を回避しなければならないことがある。また、現在も治療を継続している場合、化学療法や頭頸部への放射線照射による口腔状態への影響（口腔粘膜疾患や顎骨壊死の発症、歯科疾患の悪化）、化学療法による治癒不全、免疫抑制、止血・凝固異常、臓器障害などを考慮した上で歯科治療計画を立てる必要がある。

　今後、「がん」治療の予定があれば、手術、化学療法、放射線療法のいずれにおいても、治療前・中・後の口腔ケアや感染源除去など、歯科的にサポートできることについて、主治医と相談する。

3 「がん」治療の影響で体に悪いところはありませんか？

　体調について患者の訴えをよく把握しておく必要がある。「がん」治療による臓器障害については、必要に応じて主治医に対診する。
　しかし、身体的影響のみならず、特に「がん」治療からあまり間がない患者については、心理的影響も無視することはできない。患者の訴えを率直に受け止め、歯科治療計画を立てる必要がある。

 歯科治療時の注意点　がん

■「がん」について十分な把握と説明が必要

　「がん」の治療内容によって歯科治療方針が異なってくるため、いつ頃「がん」になったか、部位はどこか、今の状態、どんな治療をしたか（しているか）、などについて把握し、骨吸収抑制薬、血管新生阻害薬の投与や頭頸部への放射線照射の既往がある場合には、抜歯などの外科処置を回避しなければならないことや、「がん」治療によって口腔粘膜疾患や顎骨壊死の発症、歯科疾患の悪化、治癒不全などが現れる可能性のあることを説明した上で、心理的影響に配慮しながら、患者や家族と一緒に歯科治療計画を立てることが望ましい。

---

column

▶緩和医療（緩和ケア）

　「がん」治療で重要な役割を果たしているのが、緩和医療（緩和ケア）である。緩和医療（緩和ケア）とは、治療を目的とした医療ではなく、「がん」による症状を和らげることを目的とした医療（ケア）である。具体的には「痛み」などの患者の身体的苦痛の緩和、さらに精神的苦痛や社会的苦痛に対応している分野である。苦痛に対応するだけでなく、基本的にはQOL（生活の質）を維持し、高めることに重点をおいていることから、「快適な生活」、「症状の悪化の予防」にも広がりを持っている。その点で「口腔ケア」や「摂食・嚥下リハビリテーション」も求められており、歯科医として関わる価値のある分野である。

既往歴

脳卒中

　脳血管が原因となり、突然、意識障害や中枢神経の障害を起こすものが脳卒中である。脳卒中は原因により、脳血管が詰まることにより発症する虚血性脳卒中（脳梗塞、一過性脳虚血発作）と脳血管からの出血による出血性脳卒中（脳出血、くも膜下出血）とに分類される。現在、日本の脳卒中患者数は約150万人とされ、その割合は脳梗塞が約75％、脳出血が約15〜20％、くも膜下出血が約5〜10％とされている。また脳卒中は寝たきりの原因の約3割近くを占めている。

脳卒中は、まずタイプ（種類）の把握から

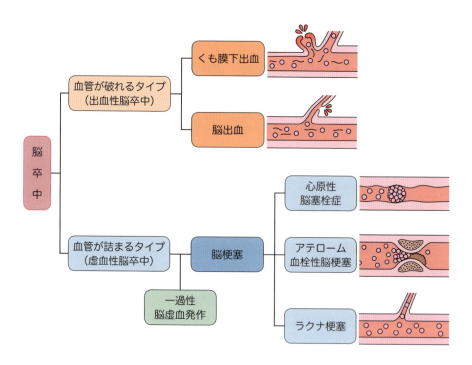

医療面接

1 脳卒中のタイプ（種類）は何ですか？

『脳卒中のタイプが不明』
　↳主治医に問い合わせる。

➡脳卒中の種類によって、治療法や歯科治療時の注意点が異なる。

2 いつ発症しましたか？
現在の状態はいかがですか？

『脳卒中発作発症後』
　↳症状が安定してから歯科治療を開始する。

➡観血的処置は、主治医との連携が必要。

➡次の場合には注意。
　　a）『初めて一過性脳虚血発作をおこした』
　　b）『発作の出現が多くなっている』

3 脳卒中の原因となった病気はありますか？

➡原因疾患と現在の状態について確認。

4 現在、後遺症はありますか？

➡後遺症による歯科に関する問題点を探り出し、対応策を検討。

5 どんな治療を受けましたか？
飲んでいるお薬はありますか？

『抗血栓薬を服用している』
　↳服用している抗血栓薬の種類を確認。
　　　抗血小板薬、抗凝固薬……薬剤の種類によって対応が異なる。
　☞【血液・体液用薬】抗血栓薬 P148

➡歯科治療中は、血圧・脈拍のモニターが必須。

➡歯科治療に対する緊張感・ストレス・疼痛は、血圧上昇を生じる
要因となる。患者とのコミュニケーション、確実な除痛が重要。

既往歴

脳卒中

脳卒中｜107

1 脳卒中のタイプ（種類）は何ですか？

　同じ脳卒中でも、虚血性脳卒中と出血性脳卒中とでは、治療法や歯科治療時の注意点が異なってくる。どのようなタイプの疾患かを知っておく必要がある。

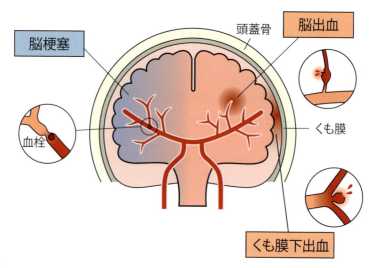

脳卒中の種類

2 いつ発症しましたか？現在の状態はいかがですか？

　脳卒中発作発症後の歯科治療は、症状が安定してから開始する。特に観血的処置にあたっては主治医との連携が必要である。また初めて一過性脳虚血発作をおこした場合や発作の出現が多くなっている場合は、注意が必要である。

3 脳卒中の原因となった病気はありますか？

　脳卒中の発症には、高血圧症、動脈硬化、心疾患（心房細動、弁膜疾患、心筋梗塞など）、さらには糖尿病などを背景としている場合が多い。脳卒中を発現した原因疾患に関する情報と現在の状態について確認しておく必要がある。

4 現在、後遺症はありますか？

　脳卒中発症後では、何らかの神経後遺症を合併し、歯科治療のみならず日常生活が障害されていることもある。後遺症による歯科に関する問題点を探り出し、対応策を検討しておく必要がある。

■表1　後遺症と対応

後遺症		問題点	対応
運動障害	片麻痺	舌・咽頭筋の麻痺による嚥下障害による誤嚥の危険性	診療時の姿勢に注意： 誤嚥を避ける姿勢
		誤嚥性肺炎の危険性	確実な吸引操作
		うがいができない	嚥下機能の評価、嚥下リハビリ
	四肢麻痺	歯磨き、義歯取り扱いも困難口腔衛生ができない	介助者の協力、歯ブラシ、義歯清掃用具の工夫
高次脳機能障害	失語症	感覚性失語：話が理解できない	簡単な指示で、わかりやすく
		運動性失語：言いたいことを言葉にできない	根気よく聞く
	失行	口部顔面失行：開口保持困難、咬合採得困難	開口器の使用、術者による下顎の誘導
その他	不随意運動	抗パーキンソン薬の内服	アドレナリン含有局所麻酔剤使用に関する注意
	痙攣発作	抗けいれん薬の内服	

5 どんな治療を受けましたか？　飲んでいるお薬はありますか？

　ほとんどのケースでは血栓症や塞栓症の予防のために、抗血栓薬などによる治療が行われている。抗凝固薬のワルファリン服用患者の場合は、PT-INRの確認が必須である。

■表2　代表的な経口抗血栓薬と対象疾患

	抗血小板薬	抗凝固薬
一般名 （商品名）	アスピリン（バイアスピリン®、バファリン81®） 塩酸チクロピジン（パナルジン®） 硫酸クロピドグレル（プラビックス®） シロスタゾール（プレタール®）	ワルファリンカリウム（ワーファリン®） ダビガトランエテキシラートメタンスルホン酸塩（プラザキサ®） リバーロキサバン（イグザレルト®） アピキサバン（エリキュース®） エドキサバントシル酸水和物（リクシアナ®）
対象疾患	心筋梗塞、狭心症、脳梗塞（心原性を除く）、末梢動脈血栓症	深部静脈血栓症、心房細動、心原性脳塞栓症、肺血栓塞栓症

既往歴

脳卒中

脳卒中｜109

歯科治療時の注意点　　脳卒中

■ コントロール状態、後遺症を確認

　脳卒中のタイプやコントロール状態、基礎疾患や合併疾患の有無を確認する。不明であれば主治医に問い合わせる。高血圧症や不整脈などの循環器系疾患がコントロールされていない場合は、これらの基礎疾患の治療を優先させる。

　一般の歯科治療は急性期を避け安定期に行う。簡単な歯科処置であれば、発症から2週間を経た回復期頃から治療が可能とされている。麻痺や失語症等の後遺症がみられる場合には、それぞれの症状に応じ適切な対応が必要となる。

■ 抗凝固薬、抗血小板薬に注意

　処方されている薬剤を考慮した歯科治療計画立案が必要となる。

《ワルファリン服用患者》

　主治医への照会、ワーファリン手帳、簡易・迅速測定装置などによるPT-INRの確認が必須である。

《DOAC服用患者》

　原疾患が安定し、適切な量が投与されていれば、服用を継続したまま抜歯を行っても、適切な局所止血を行うことで、問題となる術後出血を生じる危険性は少ないとされている。ただし、DOACの血中濃度を考慮し、服用6時間以降、可能であれば12時間以降に抜歯することが勧められている。

《アスピリン服用患者》

　アスピリンを継続して抜歯を行っても、重篤な出血性合併症を発症する危険性は少ないとされている。

■ ストレスを軽減

　脳血管障害の既往を有する患者では、血圧の急激な変動は再発など重篤な影響を及ぼす可能性があり、細心の注意が必要である。治療中は血圧、脈拍のモニターが必須である。歯科治療に対する緊張感、ストレス、疼痛は血圧変動を生じる重要な要因となるため、治療前の患者との十分なコミュニケーションと信頼関係の構築、確実な除痛が重要となってくる。ストレス軽減のため精神鎮静法の応用も有用である。

column

▶一過性脳虚血発作

　一過性脳虚血発作（TIA）とは、脳の血管に血栓がつまるが、血栓が短期間のうちに自然に溶け、血流が再開する疾患で、運動麻痺、感覚障害などの症状が現れ、24時間以内、多くは数分以内にその症状が完全に消失する。梗塞の部位により症状は異なるが、

- 身体の片側がしびれる、手足に力が入らない。
- ろれつが回らない。食べ物が一時的に飲み込めない。
- 人のいうことが一時的に理解できない。
- 片方の目が見えなくなる、視界の半分が見えない。ものが二重に見える。

　上記のような症状を認め、すぐに（通常2〜30分）消えたとしたら、TIAが疑われる。

　TIAは、脳梗塞が起こりかけている警告サイン、"脳梗塞の前兆"であり、放置すると3か月以内に4〜20%の方が脳梗塞を起こし、その半数は48時間以内であるとされている。医療面接や歯科治療時に上記の症状を認める場合には、専門医への受診を勧めるべきである。

■ TIA の症状

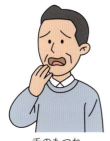 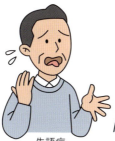 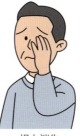 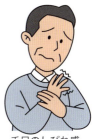

舌のもつれ　　失語症　　視力消失（片側）　　手足のしびれ感（片側）

認知症

　認知症とは、一度は正常に発達した脳の認知機能が、後天的な脳の器質障害によって持続性・進行性に低下し、日常の社会生活に支障をきたす状態である。したがって、状態であって病名ではなく、ニュアンス的には症候群である。大脳に機能的・器質的障害が現れるが、通常、視覚障害や意識障害は伴わない。アルツハイマー型認知症が最も多く、次いで脳血管性認知症が多い。その他、レビー小体型と前頭側頭型（ピック病）がある。失語、失認、記憶障害、見当識障害、判断力障害、実行機能障害などが現れる。感情の変化が突然現れるのも特徴である。

　認知症患者の医療面接で一番苦労するのは、患者の主訴が何かである。本人が訴えられない場合や問題を認知できない状況が多くある。情報の精度に配慮し、希望との分離を考慮する必要がある。歯科的なスタンスで状況を判断し、まずは主訴を明確にして対応しなければならない。初期や中期では、患者自身の話をよく聞くことが重要であるが、記憶障害や見当識障害があるため、医療面接は必ず患者本人の他、情報が不足する場合は主治医、介護支援専門員、訪問看護師、状況によっては行政担当者から収集する必要がある。他の全身疾患については、介護者や可能な限り主治医から十分な情報を収集する。薬剤の服用状況もチェックする。治療薬の副作用で口腔乾燥や不随意運動がある。治療を遂行していく上で配慮が必要である。

　初診時に、歯科治療に対して、どの程度協力できるかを確認する。治療台にどの程度の時間、着席できるのか。また、どの程度の時間、開口、安静を維持できるのか。治療計画を立てる上で重要である。

　なお、認知症はかつて「痴呆症」と呼称されていたが、2004年から厚生労働省によって「認知症」に変更された。

医療面接

1 自立した生活をしていますか？

『アルツハイマー型認知症』
↳進行が早い場合がある。義歯の製作などは配慮して計画。

『多くのコミュニケーションが可能で、身の回りの整理・清潔が保持されている』
↳通常の歯科治療は可能。

2 日常生活で異常な行動が見られることがありますか？

➡歯科治療中に興奮状態になり暴力的になることもあるため注意。
➡場合によっては、薬物を使用した行動調整法（精神鎮静法、静脈麻酔など）を応用。

3 日常生活で拒食が見られることがありますか？

『拒食や食欲不振になった』
↳原疾患による拒食なのか、歯科疾患や義歯不適合などが原因なのか鑑別が必要。

4 日常の介護をどのようにしていますか？

➡誤嚥性肺炎の予防には、口腔ケアが重要。
➡介護の中心的人物やキーパーソンとの連携が必要。
（日常の歯ブラシ、義歯の管理、次回治療予定日など）

既往歴

認知症

1 自立した生活をしていますか？

　認知症の進行度の把握が、歯科治療を計画・遂行していく上で重要である。多くのコミュニケーションが可能で、身の回りの整理・清潔が保持されていれば、通常の歯科治療は可能である。日常の食事、排尿・排便、入浴など、自立した生活が困難であれば、家族など介護者同伴で歯科治療を遂行する。また、主治医に対診し、情報を得る。ただし、アルツハイマー型認知症は進行が早いので、義歯の製作などは配慮して計画する。治療計画は、必ず家族（介護者）にも説明・同意を得る。

　なお、患者本人からも、能力に応じて治療について理解を得る努力をする必要がある（インフォームド・アセント*）。認知症患者からインフォームド・コンセントを取得する際には、その能力を評価し、治療方針に関して決定能力が残存してれば、患者本人の自己決定権を最大限に保障して対応をしなければならない。

　主症状である記憶障害と見当識障害は以下のように進行する（表1）。

■表1　認知症の障害の経過

経　過	軽度認知障害 （MCI）	初　期	中　期	後　期
記憶障害	日常生活において周囲に影響を及ぼすほどの支障をきたしている程度	新しいことが覚えられない	古い記憶も障害	・意志の疎通が困難 ・記憶全般の障害
見当識障害		時間・年月日	場所・人物	家族の顔も認知不能
外来歯科受療	予約を忘れる程度	・簡単な指示に従える ・通常の歯科治療は可能	・長時間の治療が困難 ・細かな指示は不可	治療困難
口腔ケア	良好な管理下に置く		管理に介助が必要	誤嚥予防を中心としたケア

＊インフォームド・アセント
　　判断能力がない子ども（概ね中学生まで）や認知症などの成人に対して、親権者ないしは判断能力のある家族（患者の配偶者あるいは成人である子）から同意を得る（インフォームド・コンセント）とともに、患者本人にもその理解力に応じた分かりやすい言葉で説明・理解を得るように努め承認を得ることをいう。

2　日常生活で異常な行動が見られることがありますか？

　認知症は、その進行によって人格の変化、感情の変化、幻覚、妄想など
が見られ、異常な行動をすることがある。このような症状がある場合、歯
科治療中に興奮したり、暴力的になることもある。歯科治療に協力が得ら
れず、安全で適切な処置が施せない場合は、薬物を使用した行動調整法（精
神鎮静法、静脈麻酔など）を応用する。

■表2　各認知症の症状

	アルツハイマー型	レビー小体型	前頭側頭型 （FTD）	脳血管性
症状の特徴	記憶障害 見当識障害	幻視、誤認妄想 パーキンソン症状	言語障害、人格崩壊、行動異常、精神機能荒廃	まだら認知症 感情失禁
病　識	なし	なし	なし	あり
原因疾患	なし	なし	なし	脳梗塞、脳出血、くも膜下出血
進　行	常時・緩徐	常時・緩徐 日によって症状に変動	常時・緩徐	段階的

3　日常生活で拒食が見られることがありますか？

　認知症患者は食事、入浴、服薬を含め、介護などに対して抵抗を示す。
食事への抵抗や食欲不振が、原疾患すなわち精神障害によるものか、歯科
疾患や義歯不適合などが原因なのかを鑑別する必要がある。食事は、認知
症の患者の大きな楽しみであるので、咀嚼機能の維持は重要である。

4　日常の介護をどのようにしていますか？

　日常の介護をだれがどのように行っているのかを十分に把握する必要が
ある。日常の歯ブラシ、義歯の管理、次回治療予定日など介護の中心的人
物やキーパーソンとの連携が必要である。また、誤嚥性肺炎の予防には、
口腔ケアが重要である。

歯科治療時の注意点　　認知症

■ キーパーソンを把握

　患者の疾患の進行状況を十分に把握し、治療計画を立案する。治療計画やその日の治療内容について、患者本人の判断能力や理解能力に応じて患者の理解を得る努力をする必要がある。また、必ず家族（介護者）にも説明・同意を得る。長期におよぶ治療や新しい義歯製作は十分に検討してから開始する。いずれにしても、患者情報の把握には、キーパーソンからの情報が重要である。まずは、そのキーパーソンの把握をする。

■ 必要な情報を収集

　認知症患者とはしばしばコミュニケーションの問題が生じるが、本人の訴えに耳を傾け、メッセージの本質を理解することを心がけるとともに介護者等からの情報も合わせ必要な情報を収集する。

■ 安全に配慮する

　治療中、急に動くことがある。突然、治療を拒否する行動をとる場合がある。タービンや器具などが舌や口唇粘膜を損傷させないように安全への配慮が必要である。安全で適切な処置を施すことが困難と判断した場合は、薬物を応用した行動調整法（精神鎮静法、静脈麻酔など）を検討する。

■ BPSDを理解しておく

周辺症状（BPSD）

- いないはずの人物や動物がみえる
- 事実でないことを思い込む
- つじつまの合わないことを話す
- 落ち着きがない
- うつ
- 怒りっぽい
- 関心や意欲がなくなる
- 不安
- 暴力をふるう
- 乱暴な言葉をいう
- 反社会的な行動をする
- ウロウロと歩きまわる
- 際限なく食べる
- 食事・服薬・介護などを拒否する
- 物が捨てられない
- 夜間眠れない

認知症の症状には中核症状とBPSD（行動・心理症状）と呼ばれるものがある。周囲の人との関わりの中で起きてくる症状で、「認知症の行動と心理症状（Behavioral and Psychological Symptoms of Dementia）」の頭文字を取ったものである。興奮、暴言・暴力、抑うつ、不眠、昼夜逆転、幻覚、妄想、せん妄、徘徊、もの盗られ妄想、失禁などであり、環境、人間関係、性格などが相互に関係するため、それぞれ現れ方が異なる。①知覚の異常な認識（幻覚など）、②情報の異常なとらえ方（妄想など）、③異常な気分（うつなど）、④異常な行動（徘徊など）の4つに分類される、認知症患者にしばしば出現する症状である。介護者が対応に苦慮することの多くは、中核症状よりもBPSDである。

column

▶新オレンジプランへの対応

新オレンジプランの7つの柱にある「認知症の容態に応じた適時・適切な医療・介護等の提供」の政策として、歯科医師・薬剤師の認知症対応力向上研修が行われている。歯科では定期的に受診している高齢者が多いことを前提に、認知症の早期発見がしやすいという背景がある。医科で行われている「MMSE」、「HDS-R」等の検査を、歯科医院の日常の患者との会話でモディファイして医科等への情報提供の材料にすることが求められる。そのためにも、これらの認知症スクリーニング検査を共通言語として知っておく必要がある。

▶うつ病性仮性認知症とせん妄

前頭側頭型認知症の初期では自発性の低下が見られ、自分から何かに取り組む姿勢が見られなくなることがある。ぼんやりとして何もしない、引きこもるといった様子が見られる。また、レビー小体型認知症では、初期の段階からうつに類似した症状が見られる場合が多く、うつ病と誤認する場合もある。何となく元気がない、食欲がないなどの症状も見られる。

これらの認知症と類似し、間違えられやすい状態として、うつ病によるうつ病性仮性認知症とせん妄がある。うつ病性仮性認知症とは、うつ病患者が、意欲の減退による記憶力の低下と注意障害などの認知症様症状を示すことである。せん妄とは、薬剤や脳神経疾患によって、注意障害や意識障害がひき起こされることである。いずれも、「認知症」の診断カテゴリーには、含まれないが、歯科治療時の患者管理はほぼ同様である。

既往歴

骨粗鬆症

　本症に罹患している患者の歯科治療時の問題点は、薬剤関連顎骨壊死（MRONJ：Medication-related osteonecrosis of the jaw）である。

　骨粗鬆症とは、骨折リスクが増大した状態で、WHOでは、低骨量と骨組織の微細構造の異常を特徴とし、骨の脆弱性が増大し、骨折の危険性が増大する疾患と定義している。骨の強度の低下が特徴で、その骨強度は、骨密度と微細構造、骨代謝回転、微小骨折（マイクロクラック）および骨組織の石灰化度などの骨質の2つの要因からなる。日本には約1300万人以上が罹患しているとされる。

　原発性骨粗鬆症と続発性（二次性）骨粗鬆症に大別される。原発性骨粗鬆症の主なものは老人性骨粗鬆症で、エストロゲン低下が主な原因であるが、加齢にともなう腎機能低下で生じるビタミンDの産生低下も原因となり、骨形成が低下して骨量が減少する低回転型骨粗鬆症である。老人性骨粗鬆症は加齢と共に発症率が増加するが、特に女性では、更年期、閉経後におけるエストロゲン分泌量低下が原因となり急増することから、これを閉経後骨粗鬆症という。

　なお、骨粗鬆症をきたす続発性（二次性）骨粗鬆症の原因疾患には、上皮小体機能亢進症、甲状腺機能亢進症、性腺機能低下症、クッシング症候群、骨形成不全症、ホモシスチン尿症など、種々の疾患がある。

■図1　呼称の位置づけ

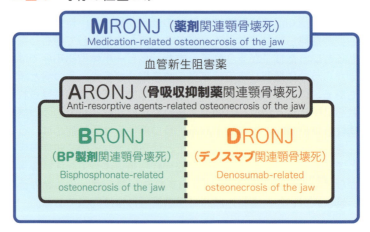

医療面接

1 どのような経緯で診断されましたか？

『指摘を受けたが、経過観察とされている』
↳歯科治療は、投薬治療開始２週間前までに終えておくことが望ましい。（早期に口腔内の感染コントロールを開始しておく）

『腰痛や骨折で発覚し、既に投薬治療が開始されている』
↳主治医とリスク・ベネフィットも含め、よく相談する。

2 いつからどんなお薬をお使いですか？

『低用量の骨吸収抑制薬を長期間投与されている』
『骨吸収抑制薬と副腎皮質ステロイド薬が併用されている』
↳MRONJの発症率が高い。
薬剤名と分類を確認し、主治医に相談する。

☞ 骨吸収抑制薬 P168

☞ 副腎皮質ステロイド薬 P158

3 糖尿病の疑いなどを医師から言われたことはありますか？

➡糖尿病は、骨粗鬆症および顎骨壊死の危険因子の一つである。

4 胃切除、甲状腺機能亢進症、副腎皮質ステロイド薬の長期投与などの経験はありますか？

➡骨粗鬆症の危険因子であり、リスク評価に必要な項目である。

5 飲酒、喫煙についてはどうでしょうか？

➡飲酒、喫煙も危険因子である。
できるだけ危険因子を減らしていくように指導する。

既往歴

骨粗鬆症

1 どのような経緯で診断されましたか？

　骨粗鬆症のスクリーニング対象のガイドライン等具体的な提示はないが、女性では主に65歳以上をその対象としている場合が多い。また、副腎皮質ステロイド薬の全身投与開始対象者に行う場合も多い。

　リスク評価は骨密度の測定と骨折リスク評価ツール（FRAX®）を用いる。その結果で、単に指摘を受けたが経過観察とされている場合は、早期に口腔内の感染コントロールを開始しておく必要がある。歯科治療は、今後の投薬治療開始2週間前までに終えておくことが望ましい。

　なお、腰痛や骨折で発覚し、既に投薬治療が開始されている場合は、安易な薬剤中止で骨折の再発をきたし、結果的には生命予後に関わるため、主治医とリスク・ベネフィットも含め、よく相談する必要がある。

　骨粗鬆症の診断は、エックス線検査、骨量や骨密度を測定する検査［デキサ法（二重エネルギーエックス線吸収法）、超音波法、MD法、CT法］などがある。

2 いつからどんなお薬をお使いですか？

　骨粗鬆症と聞くと、すぐに顎骨壊死が頭をよぎり、歯科治療を躊躇しがちである。しかし、骨粗鬆症治療薬＝骨吸収抑制薬とは限らないため、必ず薬剤名と分類を確認することが重要である。

　そもそも骨粗鬆症治療薬は、骨破壊抑制薬、骨形成促進薬、骨代謝調節薬（カルシウム剤含む）の3種類に大別される。このうち、骨形成を促進する副甲状腺ホルモン剤や骨代謝調節薬であるカルシウム剤、活性型ビタミンD_3剤およびビタミンK_2剤は、顎骨壊死や顎骨骨髄炎の心配はない。また、骨破壊を抑制する薬剤でも、選択的エストロゲン受容体作働薬（SERM）、カルシトニン剤はその心配はない。

　骨粗鬆症に対し低用量の骨吸収抑制薬を長期間投与されていると、MRONJの発症率が一気に高まる。累積投与量の少ない方が、低リスクである。

　悪性腫瘍患者に高用量の骨吸収抑制薬が投与されている場合も、MRONJの発症率は高い。副腎皮質ステロイド薬を併用されている場合は、さらにリスクが高くなる。いずれにしても、主治医と相談する必要がある。

　なお、MRONJ発症の可能性のある薬剤では、製薬会社が歯科治療に関する注意喚起の案内用紙やカードを用意し、患者に配布されている。

3 　糖尿病の疑いなどを医師から言われたことはありますか？

　糖尿病を併発している患者の骨粗鬆症では、１型糖尿病で３〜７倍、２型糖尿病で1.3〜2.8倍も骨折しやすい。糖尿病では、高血糖による酸化ストレス、インスリン抵抗性が悪影響を及ぼし、骨質の劣化が顕著となる。
　糖尿病治療薬のチアゾリジン系は骨髄間質細胞の脂肪細胞への分化を促進し、骨芽細胞への分化を抑制する。特に閉経後の女性へのチアゾリジン系使用は、骨折リスクが上昇する。
　骨粗鬆症と糖尿病の主治医が異なるなど、薬剤が一元管理されていない状況下で投与されている場合もあり、更にMRONJリスクも増大するため十分に注意する。

4 　胃切除、甲状腺機能亢進症、副腎皮質ステロイド薬の長期投与などの経験はありますか？

　いわゆる続発性骨粗鬆症の原因でもあり、それらの状態は極めて強い危険因子と言える。
《胃切除がある場合》
　医薬品による骨粗鬆症の程度がより悪化する可能性がある。
《甲状腺機能亢進症》
　甲状腺ホルモンで骨が分解され、骨粗鬆症になる可能性がある。また、甲状腺機能亢進症で骨代謝が亢進し、高カルシウム血症になることがある。
《副腎皮質ステロイド薬使用や副腎皮質ホルモンの過剰分泌》
　骨代謝系への直接または間接作用により骨粗鬆症が進行する。

5 　飲酒、喫煙についてはどうでしょうか？

　過度の飲酒、喫煙、多量のコーヒー摂取は、MRONJの危険因子に挙げられている。特に、これらは、除去可能な危険因子であるので、疾患、病態を十分に説明した上で、除去に励むよう指導すべきである。

既往歴

骨粗鬆症

! 歯科治療時の注意点　　骨粗鬆症

■ 本来の「かかりつけ歯科医機能強化」がなされていれば……

　　MRONJ発症予防の一番は、口腔内の感染コントロールであること
は明白である。既に骨粗鬆症の治療を受けている患者は仕方ないが、
特に発症が見られ始める50歳までには、口腔内の感染源を除去し、
骨粗鬆症発症に備える提案を歯科はすべきである。

■ 骨粗鬆症の治療を受ける予定の患者の歯科治療

　　最重要ポイントは、医科主治医と歯科との緊密な連携である。薬剤
による治療を開始する前に主治医と病状、治療方針、予後の見込みお
よび顎骨壊死が発症した場合の対応について十分に協議しておくべき
である。

　　患者には治療のベネフィットと顎骨壊死発生のリスクを説明し、発
症した場合の病状、経過、予後および処置について十分に情報を提供
する。全ての歯科治療は治療開始2週間前までに終えておくことが望
ましいが、骨折リスクの高い骨粗鬆症患者では骨吸収抑制薬治療と歯
科治療を並行せざるを得ない場合もある。なお、骨吸収抑制薬治療開
始後は、歯科の定期検査の重要性を患者に理解してもらい、歯科医師
は口腔内診査の結果を主治医に連絡すべきである。

■ 骨吸収抑制薬の投与を受けている患者の侵襲的歯科治療

　　米国等では、骨粗鬆症患者への骨吸収抑制薬の低用量投与および悪
性腫瘍患者への高用量投与で4年を超えると、MRONJの発症率は一
気に高まるとされる。しかし、2016年のポジションペーパーでは抜
歯などの侵襲的歯科治療前の骨吸収抑制薬の休薬の是非については、
結論は出されていない。

　　米国口腔顎顔面外科学会の2014年の提唱では、骨吸収抑制薬投与
を4年以上受けている場合、または顎骨壊死のリスク因子を有する骨
粗鬆症患者に侵襲的歯科治療を行う場合には、骨折リスクを含めた全
身状態が許容すれば2か月前後の骨吸収抑制薬の休薬について主治医
と協議する必要があるとしている。

☞ 骨吸収抑制薬 P168

column

▶呼称の変遷

　BP製剤による顎骨壊死は、2003年にBRONJ（Bisphosphonate-related osteonecrosis of the jaw）という呼称ではじめて報告された。最初のポジションペーパーでもBRONJと言う表現であった。その後、ビスホスホネートと同じ骨吸収抑制薬に分類されるヒト型抗RANKLモノクローナル抗体製剤デノスマブにも臨床的にBRONJと同様の顎骨壊死が生ずることが明らかとなり、これはDRONJ（Denosumab-related osteonecrosis of the jaw）と呼ばれるようになった。これにより、BRONJとDRONJを合わせてARONJという呼称が採用された。

　さらに、米国口腔顎顔面外科学会は、2014年に改訂したポジションペーパーで、骨吸収抑制薬以外の血管新生阻害薬（ベバシズマブ）などのがん治療に使用される薬剤での顎骨壊死も含めたMRONJ（Medication-related osteonecrosis of the jaw）を提唱している（P118 図1）。

　なお、本書はMRONJを用いた。

既往歴

骨粗鬆症

骨粗鬆症 | 123

MRONJのリスク因子

(米田俊之・他、顎骨壊死検討委員会、骨吸収抑制薬関連顎骨壊死の病態と管理：顎骨壊死検討委員会ポジションペーパー 2016より引用改変)

1 局所性

- 骨への侵襲的歯科治療（抜歯、インプラント埋入、根尖あるいは歯周外科手術など）
- 不適合義歯、過大な咬合力
- 口腔衛生状態の不良、歯周病、歯肉膿瘍、根尖性歯周炎などの炎症性疾患
- 好発部位：下顎＞上顎、下顎隆起、口蓋隆起、顎舌骨筋線の隆起
- 根管治療、矯正治療はリスク因子とはされていない

2 骨吸収抑制薬

窒素含有BP＞窒素非含有BP
- 窒素含有BP

  ゾレドロン酸（ゾメタ）、アレンドロネート（フォサマック、ボナロン）、リセドロネート（アクトネル、ベネット）、パミドロネート（パミドロン酸二Na）、インカドロネート（ビスフォナール）、ミノドロン酸（ボノテオ、リカルボン）、イバンドロネート（ボンビバ）
- 窒素非含有BP

  エチドロネート（ダイドロネル）

デノスマブ（ランマーク、悪性腫瘍）（プラリア、骨粗鬆症）

悪性腫瘍用製剤＞骨粗鬆症用製剤
- 悪性腫瘍用製剤（ゾメタ、パミドロン酸二Na、ランマーク）
- 骨粗鬆症用製剤

  （ダイドロネル、フォサマック、ボナロン、アクトネル、ベネット、ボノテオ、リカルボン、ボンビバ、プラリア）

投与量および投与期間

(カッコ内は商品名、後発品については個別に確認のこと)

3 全身性

- がん（乳がん、前立腺がん、肺がん、腎がん、大腸がん、多発性骨髄腫、その他のがん）
- 糖尿病、関節リウマチ、低Ca血症、副甲状腺機能低下症、骨軟化症、ビタミンD欠乏、腎透析、貧血、骨パジェット病

4 先天性

- MMP-2遺伝子、チトクロームP450-2C遺伝子などのSNP

5 ライフスタイル

- 喫煙、飲酒、肥満

6 併用薬

- 抗がん薬、副腎皮質ステロイド薬、エリスロポエチン
- 血管新生阻害薬（サリドマイド、スニチニブ、ベバシズマブ、レナリドミドなど）
- チロシンキナーゼ阻害剤

注：いずれの因子もエビデンスに基づいて確定されたものではないことに留意。

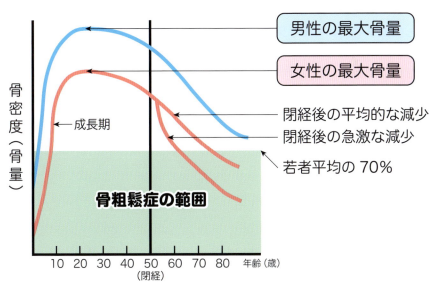

男女の年齢と腰椎（腰の骨）骨密度（骨量）の変化

既往歴

HIV

　致命的疾患であったHIV感染症は、現在、治癒は望めないものの治療可能な疾患となり、治療薬を服用しながら数十年も生命を維持できるようになっている。それにともなって、歯科医療の重要性が増加している。HIV感染者は、多くの合併症を併発しており、多種類の薬を服用している。また、ほとんどのHIV感染者が、自分自身の病状についてよく把握している。医療面接によって、的確な情報の採取が必要である。

　HIV感染症患者に歯科治療を施す際、感染対策は重要事項である。HIVは、比較的感染力が弱く、多くの消毒剤によって不活性化される。しかしながら、未だ十分な治療法が確立されていないので、医療機関では、感染予防対策を徹底しなければならない。HIVの感染経路は、血液、精液、腟分泌液、母乳である。空気感染や社交上の接触による感染はない。唾液、汗、尿、涙などの体液には感染力はないが、唾液には血液が潜在している可能性がある。HIVに汚染されたものの消毒法は、WHOが推奨しているものとして、0.5％次亜塩素酸ナトリウム（10〜30分）、5％ホルムアルデヒド（10〜30分）、70％エタノール（10〜30分）、2％グルタールアルデヒド（10〜30分）などの処理の他、煮沸20分、121℃高圧蒸気滅菌20分がある。

　医療従事者は、HIV感染症に対する正確な知識を身につけなければならない。消極的な治療や過剰防衛にならないよう配慮する。スタッフ教育も重要である。

医療面接

1　HIV 検査で陽性になったのは、いつですか？

➡無症候性キャリア期（AC期）は、歯科治療遂行が可能。

2　現在、自覚症状がありますか？

➡他の合併疾患を把握するためにも、自覚症状は重要。

3　どのような薬を服用していますか？

➡無症候性キャリア期（AC期）で、薬の服用で安定していることを確認。

『血友病、帯状疱疹、肝炎、結核などを合併している』

↳他の薬を併用している可能性がある。状況に応じて、主治医に対診する。

4　最近の検査結果について、ご存知ですか？

➡CD4陽性リンパ球数、血中HIV-RNA量、好中球数を把握する。

5　他に内科的疾患がありますか？

➡結核の活動期など合併疾患の状態により、歯科治療を回避。
➡状況に応じて、主治医に対診。

1 HIV検査で陽性になったのは、いつですか？

　HIV感染症の歯科治療に際しては、病期を把握することが重要である。AC期の場合、患者自身の免疫力も保たれ、他へのHIV感染の可能性も低く、歯科治療遂行が可能な時期である。

■表1　HIV感染症の病期

1〜3か月	数年〜数十年	AIDS移行前数か月	AIDS移行
急性感染期	AC期（無症候性キャリア期）	ARC期（AIDS関連症候群期）	AIDS期（後天性免疫不全症候群期）
インフルエンザ様症状	無症状	発熱、下痢、体重減少など	日和見感染、悪性腫瘍など

2 現在、自覚症状がありますか？

　AC期は、無症状である。ARC期に移行していれば、発熱や下痢などの症状が出現する。また、他の合併疾患を把握するためにも、自覚症状は重要である。

3 どのような薬を服用していますか？

　現在のHIV治療の主は、HAARTと呼ばれる多剤併用療法である。非核酸系逆転写酵素阻害薬（NNRTI）、核酸系逆転写酵素阻害薬（NRTI）、プロテアーゼ阻害薬、インテグラーゼ阻害薬などのうち3剤以上を併用し、耐性ウイルスの増加を防いでいる。AC期で薬の服用で安定していることを確認する。血友病、帯状疱疹、肝炎、結核などを合併している場合、他の薬を併用している可能性がある。状況に応じて、主治医に対診する。

4 最近の検査結果について、ご存知ですか？

CD4陽性リンパ球数、血中HIV-RNA量、好中球数を把握する。

【CD4陽性リンパ球数】
200/mL以上であれば、歯科治療遂行は問題ない。

【血中HIV-RNA量】
50/mL以下であれば、唾液中にウイルスはほとんど存在しない。

【好中球数】
500個/mL以下であれば、抗菌薬の予防投与を検討。
500～1000個/mLの場合は、処置に応じて検討する。

5 他に内科的疾患がありますか？

血友病、肝炎、結核などの他の内科的疾患について把握する。結核の活動期など合併疾患の状態によっては、歯科治療の遂行を回避する。状況に応じて、主治医に対診する。

歯科治療時の注意点　HIV

■ **AC期で安定していれば、歯科治療は問題ない**

◎無症候性キャリア期（AC期）で安定していれば、歯科治療は全く問題ない。十分な情報を採取し、積極的に治療を行う。
◎医療面接は、面談室など仕切られた空間で行い、プライバシーの保護には十分に配慮する。
◎感染対策およびスタッフ教育を徹底する。
◎プロテアーゼ阻害薬、非核酸系逆転写酵素阻害薬の常用者にはベンゾジアゼピン系を使用して、静脈内鎮静法施行は禁忌である。

既往歴

てんかん

　てんかんは、大脳の神経細胞が過剰に興奮することによって、突発的に意識障害や痙攣などの症状（てんかん発作）が反復性に発現する脳の慢性疾患である。患者数は我が国全体で約100万人と推計され、欧米よりやや多い。発症原因が不明な特発性てんかんと、脳血管障害や出生時の低酸素など原因が明らかな症候性（続発性）てんかんに分類される。また、てんかん発作を分類すると（P133 表１）、脳の一部の過剰興奮で発現する部分発作と脳の全体で発現する全般発作に分けられる。部分発作が全体の9割近くを占める。

　多くの患者が抗てんかん薬の服用によって発作はコントロールされていて、コントロールが良好な患者に対しての歯科治療は、特に問題ない。しかしながら、コントロール不良患者は歯科治療中に発作が出現する可能性があるため、病態を十分に把握し、発作時にいかに対応するかも準備して慎重に治療に臨まなければならない。対応が難しいようであれば、高次病院に紹介するべきである。

　てんかんは、かつて誤解や偏見があったためか、予診票（問診票）や医療面接時に申告したがらない患者もいる。常用薬のリストに抗てんかん薬が含まれていれば、医療情報提供が患者自身の治療において有益で必須であることを理解させ、患者本人または家族から十分な情報を把握しなければならない。

医療面接

1 てんかんを抑える薬を何か飲んでいますか？

➡診療毎に、抗てんかん薬の内服状況（お薬手帳等）について確認する。
☞【中枢神経系用薬】抗てんかん薬 P182

2 抗てんかん薬の服用によって、何か副作用がありますか？

➡アレルギー、歯肉増殖、ふらつき、めまい、眠気、口渇などを確認する。

3 最近発作があったのはいつ頃ですか？

➡発作のコントロールが良好になるまで、緊急処置以外、歯科治療の適応ではない。

4 発作発生時は、どのような様子ですか？

➡発作時の状況を、患者（患者自身はわからない場合も多い）または患者の家族から詳しく確認、あるいは主治医に照会する。

5 発作時は、どのように対処していますか？

➡過去の発作時に家族が対応しているのであれば、歯科治療に付き添ってもらうと安心である。

既往歴

てんかん

1 てんかんを抑える薬を何か飲んでいますか？

　何らかの理由で抗てんかん薬を内服していない場合、または、抗てんかん薬が変更になった場合は、てんかん発作が発症しやすい状況である。したがって、毎回、歯科治療前に抗てんかん薬の内服状況について確認しておく。

☞【中枢神経系用薬】抗てんかん薬 P182

2 抗てんかん薬の服用によって、何か副作用がありますか？

　抗てんかん薬は、比較的アレルギー反応の多い薬物である。治療中に急にアレルギー反応が出現する可能性もある。皮膚症状など事前に十分な把握が必要である。また、ふらつきや眠気などの副作用も多いため、日常での状況を確認する。歯科治療に直接関連する口渇や歯肉増殖などの副作用も高頻度にあるため、状況を把握しておく。

3 最近発作があったのはいつ頃ですか？

　抗てんかん薬の服用でコントロールが良好な患者は、発作はほとんど出現しない。最近発作があったとすれば、難治性てんかん、コントロール不良、脳血管障害や外傷などによる続発性てんかんの発症、薬の変更などが原因である。主治医に対診し、コントロールが良好になるまで、緊急処置以外、歯科治療の施行は控えるべきである。

4 発作発生時は、どのような様子ですか？

　てんかん発作発生時に、意識の有無、痙攣の有無やタイプ、発作の持続時間、転倒の可能性など、患者または患者の家族から詳しく確認、あるいは主治医に照会しておく。

5　発作時は、どのように対処していますか？

薬物投与など何か特別な対応の必要性、発作時の主治医からの指示内容、救急車要請の必要性、転倒や外傷の予防法など、十分に把握しておく。過去の発作時に家族が対応しているのであれば、歯科治療に付き添ってもらうと安心である。

歯科治療時の注意点　　てんかん

■ てんかん発作の対応

てんかん発作が発症した場合、発作が短時間であればよいが、5分以上持続していれば発作重積状態を疑い、専門主治医へ連絡、あるいは救急車で専門医療機関へ搬送する必要がある。著しい全身の痙攣の場合、治療椅子からの落下や転倒による外傷に注意が必要である。

■表1　てんかん発作の分類

部分発作：脳の一部の過剰興奮
・単純部分発作：意識障害なし ・複雑部分発作：意識障害あり
全般発作：脳全体の過剰興奮
・大発作（強直間代発作） 　　突然の意識消失、硬直、痙攣、尿失禁 　　間代性痙攣（体をガクガクさせる痙攣） ・小発作（欠神発作） 　　瞬間的な意識消失、動作が止まる発作 ・ミオクローヌス発作 　　上下肢筋肉の一部がピクピク震える発作

---

column

▶てんかん重積状態（発作重積状態）

「発作がある程度の長さ以上に続くか、または短い発作でも反復し、その間の意識の回復がないもの」で、30分以上発作が続けば脳に損傷が起こるとされており、近年では、5〜10分以上続けば治療を進めるよう推奨されている。

うつ病

うつ病は、憂うつや気分の落ち込んだ精神状態が一定の期間継続する疾患である。気力の低下、興味や喜びの減退、食欲不振、睡眠障害、全身倦怠感、自殺念慮などが主症状である。我が国の生涯有病率（これまでにうつ病を経験した者の割合）は、3〜7％で欧米に比較するとやや少ない。女性に多く、若年者に多いが、我が国では高齢の女性が増加傾向である。発症原因は、セロトニンやノルアドレナリンなどの脳内モノアミンの活性が低下することによるとされているが、明確な原因は未だわかっていない。外因性、内因性、心因性あるいは性格環境因性に分類されている。外因性は、アルツハイマー型認知症や甲状腺機能低下症など他の身体疾患の罹患を契機として発症する。内因性は、脳内モノアミンの活性低下による単純な脳の機能異常と考えられていて、抗うつ薬によく反応する。環境や患者元来の性格などが関連する心因性あるいは性格環境因性は、病因に様々な要素が複雑に絡んでいる。治療は、薬物療法、精神療法、家族や周囲のサポートと十分な休養で進められる。

精神科の治療によって、精神状態のコントロールが良好な患者に対しての歯科治療は、慎重に臨めば大きな問題はない。しかしながら、治療によるコントロールが不良な患者は、歯科治療の施行によって様々なトラブルが発生する可能性がある。したがって、現状の病態を適切に把握するため、十分な医療面接と精神科主治医への対診は必須である。また、対応方法が難しいようであれば、高次病院への紹介を検討するべきである。

医療面接

1 抗うつ薬を何か飲んでいますか？

➡診療毎に、抗うつ薬の内服状況（お薬手帳等）について確認する。
☞【中枢神経系用薬】抗うつ薬 P186

2 抗うつ薬の服用によって、何か副作用がありますか？

➡動悸、ふらつき、眠気、口渇などを確認する。

3 最近の日常生活はいかがですか？

➡仕事、家事、家族や周囲の人々との関係、食欲、睡眠などを確認する。

4 毎日、食後に、歯磨きをしていますか？

➡生活が不規則になることや口腔内を清潔に保つ意欲が減退することから、口腔内清掃がおろそかになりやすい。

5 口腔内以外のどこかに、何か痛みがありますか？

➡うつ病患者は、様々な部位に不定愁訴的な痛みを訴える傾向にある。口腔内の主訴を聴く前に把握しておく。

既往歴

うつ病

うつ病 | 135

1 抗うつ薬を何か飲んでいますか？

　服用の失念や何らかの理由で抗うつ薬を内服していない場合、または、抗うつ薬が変更になった場合は、精神状態が不安定になりやすい状況である。したがって、毎回、歯科治療前に抗うつ薬の内服状況について確認しておく。

2 抗うつ薬の服用によって、何か副作用がありますか？

　三環系抗うつ薬は、頻脈、血圧上昇、不整脈などを起こす可能性がある。また、ほとんどの抗うつ薬が、ふらつき、眠気、口渇などの副作用があるため、日常の状況を確認する。

3 最近の日常生活はいかがですか？

　仕事、家事、家族や周囲の人々との関係、食欲、睡眠などの日常生活を確認し、うつ病治療が良好か否かを確認する。仕事も家事もできない、家族とは会話がない、食欲はなく、夜は眠れないといった、精神状態が不安定な状況では緊急処置以外の歯科治療は回避し、精神科主治医と連携した上で慎重に臨まなければならない。

4 毎日、食後に、歯磨きをしていますか？

　生活が不規則になることや口腔内を清潔に保つ意欲が減退することから、口腔内清掃がおろそかになりやすい。口腔内清掃への意識は、病態の現状を把握する上での目安になる。

5 口腔内以外のどこかに、何か痛みがありますか？

　うつ病患者は、様々な部位に不定愁訴的な痛みを訴える傾向にある。「足の指先が最近ぴりぴりする」「首や腰が常に重くて痛い」等の多種多様な痛みを訴える場合、口腔内の主訴に対する治療後に説明困難な痛みを訴える可能性がある。精神科主治医と連携した上で慎重に臨むべきである。

歯科治療時の注意点　うつ病

■ 患者の訴えに耳を傾け、的確に診断

　痛みに過敏になっていたり、説明がつかないような訴えをしてくる場合もあるが、患者の訴えに耳を傾け、可能な限り理解を示すことが重要である。歯痛の訴えの中には、歯に器質的疾患がなく根本原因にうつが潜んでいる非歯原性歯痛もある。歯原性なのか、非歯原性なのか的確に診断してから治療に臨む。

■ 不用意に励まさない

　口渇があるので口腔衛生指導は重要であるが、指導は可能な範囲内にとどめ、不用意に励まさないようにする。

■ 循環動態の変動に注意、生体モニター監視下で！

　三環系抗うつ薬は、アドレナリン作動性神経終末でのカテコールアミンの再取り込みを阻害し、受容体でのカテコールアミン濃度を上昇させ、心拍数増加、血圧上昇、不整脈などを起こす可能性がある。したがって、服用している患者の歯科治療は、生体モニター監視下で施行するべきである。また、アドレナリン添加の局所麻酔を使用する場合は、循環動態の変動をきたしやすいので注意が必要である。

　最近、MAO阻害薬や三環系抗うつ薬の使用頻度が減少し、より副作用の少ない選択的セロトニン再取り込み阻害薬（SSRI）、セロトニン・ノルアドレナリン再取り込み阻害薬（SNRI）、ノルアドレナリン作動性・特異的セロトニン作動性抗うつ薬（NaSSA）がうつ病治療の主流になっている。その中で、SNRIは、三環系抗うつ薬同様、血圧上昇などの循環系変動に注意が必要である。アドレナリン添加の局所麻酔の使用は、1本（1.8mL）以内が無難である。

■ 精神的ストレスを軽減

　表面麻酔の使用や精神鎮静法など、可能な限り精神的ストレスを軽減しながら処置を遂行する。

既往歴

うつ病

うつ病｜137

第1部 | 医療面接から患者を把握する

第 2 章

服用中薬剤・治療状況からのチェック

循環器系薬剤 ———————————————————— 140

心臓ペースメーカ、植込み型除細動器（ICD）など ——————— 144

血液・体液用薬 ▌ 抗血栓薬 ——————————————— 148

糖尿病用薬 ————————————————————— 152

副腎皮質ステロイド薬 ———————————————— 158

腫瘍用薬・免疫抑制剤 ———————————————— 164

骨吸収抑制薬 ————————————————————— 168

中枢神経系用薬
- 解熱鎮痛消炎薬 ——————————— 174
- 睡眠鎮静薬、抗不安薬 ———————— 178
- 抗てんかん薬 ————————————— 182
- 抗うつ薬 ——————————————— 186

服用中薬剤・治療状況

循環器系薬剤

　循環器系薬剤が投与されている疾患は、高血圧、不整脈、虚血性心疾患、脂質異常症、急性心不全、慢性心不全などその病名は様々である。逆に投与されている薬剤から、患者の病態を知ることができる。

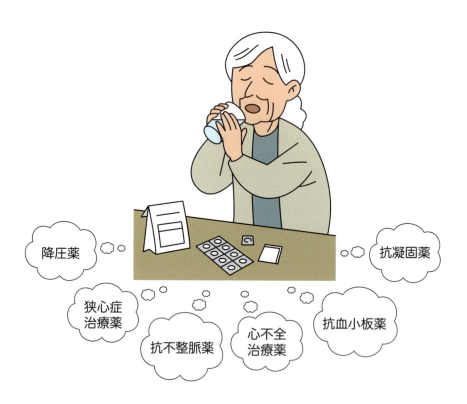

医療面接

1 どのような疾患でこのお薬を飲んでいますか？

➡患者が疾患名を告げることができるか否かは、アドヒアランス（患者が積極的に治療方針の決定に参加しているかどうか）の評価に極めて重要。

2 いつ頃から服用していますか？

➡服用期間が長期におよぶと、循環器系はリスクが増大する。

3 併用しているお薬はありますか？

➡同じ病名に対して多剤服用している場合、その疾患の重症度が高い可能性がある。

➡局所麻酔剤は、既往・現病・内服薬等を把握し、コントロール状態を評価した上で選択する。

4 お薬手帳はお持ちですか？

➡薬剤服用歴を確認。

5 緊急薬剤はお持ちですか？

➡緊急薬剤がある場合は必ずそれを持参させ、診療前に預かる習慣をつける。

循環器系薬剤

服用中薬剤

循環器系薬剤 ｜ 141

1 どのような疾患でこのお薬を飲んでいますか？

　患者が疾患名を告げることができるか否かは、アドヒアランスの評価に極めて重要なことである。特に循環器疾患は合併している疾患が多いため、多剤服用している場合が多い。

2 いつ頃から服用していますか？

　服用期間が長期におよぶと循環器系はリスクが増大する。

3 併用しているお薬はありますか？

　前述のとおり、循環器疾患は合併している疾患が多く、また、服用期間が長いとその他の循環器系疾患の併発、糖尿病等の合併症があることが多いので既往歴等のエピソードをよく聴く。同じ病名に対して多剤服用している場合、その疾患の重症度が高い可能性があるので注意する（必要に応じて対診して、疾患のコントロール状態を把握しておく）。

4 お薬手帳はお持ちですか？

　保険医療機関及び保険医療養担当規則の歯科診療の具体的方針第21条において、「診察を行う場合は、患者の服薬状況及び薬剤服用歴を確認しなければならない」とあるように、本来我々は、薬剤服用歴を確認する義務がある。

5　緊急薬剤はお持ちですか？

　本来、緊急時の対応は、その症状により対応法が異なる。その点、主治医が既に緊急時の薬剤（頓服）として処方しているのであればそれが確実ともいえる。また、その服用歴（いつ頃、どんな場合に、どの程度の量を）も確認しておくと安心である。緊急薬剤がある場合は必ずそれを持参させ、診療前に預かる習慣をつける。

 歯科治療時の注意点　　循環器系薬剤

■ 歯科治療時のストレスに注意

1）循環器疾患の患者は、歯科治療時にストレスがかかると血圧や脈拍（心拍）が変動しやすい。
2）ストレスは、一般的には血管収縮により血圧や脈拍（心拍）を上昇させるが、内服薬によっては、その変動が大きくなるものや逆に低下させるものがある。
3）その結果、虚血性心疾患、急性心不全、不整脈、脳血管障害を誘発することも考えられる。
4）抗血栓薬を服用している場合も多い。
5）局所麻酔剤の選択は、既往・現病・内服薬等を把握し、コントロール状態を評価した上で選択する。

服用中薬剤・治療状況

心臓ペースメーカ、植込み型除細動器（ICD）など

　重症の不整脈などに対して心臓ペースメーカや植込み型除細動器（ICD）を植込む治療法が行われている。さらに、左右の心室をペーシングして心機能を改善する治療法としてCRT（心臓再同期療法）があり、両室ペーシング機能のみのものはCRT-P、両室ペーシング機能に除細動器を組み合わせたものはCRT-D（両室ペーシング機能付き植込み型除細動器）とよばれている。近年、これらのデバイス植込み患者が急増している。

　これらの患者の歯科治療においては、原因疾患は何か、重症度、最近の作動状況、感染性心内膜炎（IE）予防の適応について、内科主治医に対して問い合わせておく必要がある。

☞ 心臓弁膜症（感染性心内膜炎（IE）のハイリスク患者）P032

植込まれた状態の CRT-D システム

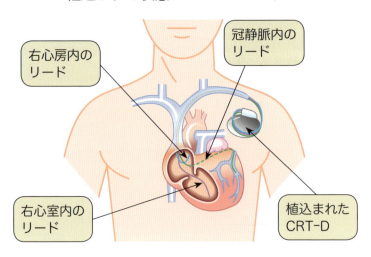

医療面接

1 ペースメーカ（のようなもの）を入れた原因の病気は何ですか？

➡ 植込み型除細動器（ICD）などを植込んでいる患者は重症である。

☞ 不整脈 P028

☞ 心筋症 P038

☞ 心不全 P046

2 いつ入れましたか？
最近、何か異常はありませんか？

➡ 異常がないことを確認しておく。

➡ 不調であれば、心停止になる可能性がある。

3 どれくらいの頻度で電気ショックになりますか？
最近、電気ショックになりましたか？
その際にはどうしていますか？

『ICDまたはCRT-Dによる除細動が頻繁に作動している』
『最近、ICDまたはCRT-Dによる除細動が作動した』

↳ 歯科治療よりも、内科主治医への相談を優先する。

『ICDまたはCRT-Dによる除細動が作動した後6か月間以内』

↳ 侵襲の大きな処置を避ける。

4 以前の歯科治療で、何か異常はありましたか？

➡ 歯科治療で使用する機器の中には、心臓ペースメーカやICD など
に不具合を生じさせる可能性のある機器がある。

5 階段を休まずに2階まで昇れますか？

➡ 原因疾患により異なるが、身体活動能力が低い、あるいは身体活動
の制限が厳しいほど、重症である。

☞ 階段を休まずに2階まで昇れますか？ P192

心臓ペースメーカ、植込み型除細動器（ICD）など 145

1 ペースメーカ（のようなもの）を入れた原因の病気は何ですか？

　心臓ペースメーカは、房室ブロック、洞機能不全症候群などの徐脈性不整脈に適用されていることが多い。一方、植込み型除細動器（ICD）は、一般に致死的不整脈が発症する患者に対して適応されている。また、両室ペーシング機能付き植込み型除細動器（CRT-D）は、重症心不全で心臓の拍出が低下している患者に適応されている。

　ICDまたはCRT-Dが植込まれている患者は、ICDやCRT-Dが不調であれば、歯科治療中であっても、致死的不整脈によって心停止になる可能性がある患者である。よって、原因疾患の重症度を把握し、患者の様態には十分注意する必要がある。

2 いつ入れましたか？
最近、何か異常はありませんか？

　内科主治医に定期的に、心臓ペースメーカやICDなどの電池残量、作動状態のチェックを受けているはずなので、異常がないことを確認しておく。

3 どれくらいの頻度で電気ショックになりますか？
最近、電気ショックになりましたか？
その際にはどうしていますか？

　ICDまたはCRT-Dによる除細動が頻繁に作動している場合、あるいは最近作動した場合には、原因疾患がかなり重症、あるいは悪化している可能性があるので、内科主治医にすぐに相談するべきである。また、除細動が作動した後6か月以内は、身体活動が制限されるので、歯科治療においても侵襲の大きな処置は避ける。

4 以前の歯科治療で、何か異常はありましたか？

　歯科治療で使用する機器の中には、心臓ペースメーカやICDなどに電磁干渉を引き起こす（不具合を生じさせる）可能性のある機器があるため、過去の歯科治療での異常の有無を聞いておくと参考になる。

⚠ 歯科治療時の注意点　　心臓ペースメーカ、植込み型除細動器（ICD）など

■ 歯科治療は短時間で最小限にする

植込み型除細動器（ICD）または両室ペーシング機能付き植込み型除細動器（CRT-D）植込み患者に対しては、歯科治療は短時間で最小限にする。また、アドレナリン含有歯科用局所麻酔剤は、致死的不整脈を誘発するため、避けるべきである。

---

column

▶電磁干渉を引き起こす可能性がある機器

心臓ペースメーカ、植込み型除細動器（ICD）および両室ペーシング機能付き植込み型除細動器（CRT-D）に対して、歯科治療中に電磁干渉を引き起こす（不具合を生じさせる）可能性のある機器として、電気メス、レーザーメス、可視光線照射器、電気的根管長測定器、歯髄診断器、高周波／低周波治療器、通電鍼治療器などがある。また、MRI検査は、条件付きMRI対応植込み型デバイス（条件付きMRI対応の本体と条件付きMRI対応リードの組み合わせ）が植込まれている場合のみ可能であり、さらに、施設基準を満たした施設で、かつ定められた条件下で可能とされているため、検査前に放射線科の担当医に相談する必要がある。なお、医科のCT撮影の際には、エックス線束がデバイス本体を通過する場合は5秒以上の連続照射は原則として禁忌であることも知っておくとよい。

服用中薬剤・治療状況

抗血栓薬

血液・体液用薬

　抗血栓薬は、脳梗塞や心筋梗塞などの発症原因となる血栓の形成を予防する目的で使用される。歯科治療に際して、基礎疾患及びその薬剤の服用の仕方を的確に把握する必要がある。

　抗血栓薬は、抗血小板薬と抗凝固薬に分類される。抗血小板薬は、血小板が凝集することを抑制して、血栓を防止する。抗凝固薬は、血液凝固を発揮する蛋白質などを抑制して、血栓を防止する。抗血小板薬は、動脈にできる血栓を予防しやすいため、狭心症、心筋梗塞、脳血栓症などに使用される。抗凝固薬は、静脈にできる血栓を予防しやすいため、心房細動による脳塞栓症の予防に使用される。

■表1　代表的な経口抗血栓薬と対象疾患

	抗血小板薬	抗凝固薬
一般名 （商品名）	・アスピリン 　（バイアスピリン®、バファリン 　81®） ・塩酸チクロピジン（パナルジン®） ・硫酸クロピドグレル 　（プラビックス®） ・シロスタゾール 　（プレタール®）	・ワルファリンカリウム 　（ワーファリン®） ・ダビガトランエテキシラートメタ 　ンスルホン酸塩（プラザキサ®） ・リバーロキサバン 　（イグザレルト®） ・アピキサバン（エリキュース®） ・エドキサバントシル酸水和物 　（リクシアナ®）
対象疾患	心筋梗塞、狭心症、 脳梗塞（心原性を除く）、 末梢動脈血栓症	深部静脈血栓症、心房細動、 心原性脳塞栓症、肺血栓塞栓症

医療面接

1 どのような疾患でこのお薬を飲んでいますか？
どちらの病院から処方されましたか？

➡血栓症や塞栓症の予防のために処方される。

2 最近、体調はいかがですか？

➡抜歯する際には、以下に注意。
　a）基礎疾患が安定していること
　b）後出血
➡抜歯や観血的処置の前に、以下を把握し、主治医に対診。
　a）処置の侵襲レベル
　b）INR値（PT-INR3.0以下が望ましい）
　c）基礎疾患の現在の状態、常用薬服用状況

3 薬は、適切に服用していますか？

➡基礎疾患安定のためには、抗血栓薬を適切に服用していることが重要。

血液・体液用薬　抗血栓薬

服用中薬剤

1 どのような疾患でこのお薬を飲んでいますか？
どちらの病院から処方されましたか？

虚血性心疾患、心房細動、弁膜疾患、脳血管障害などを基礎疾患とした血栓症や塞栓症の予防のために処方される。

2 最近、体調はいかがですか？

基礎疾患が、安定していることが、抜歯などを施行する上で重要である。

3 薬は、適切に服用していますか？

基礎疾患安定のためには、抗血栓薬を適切に服用していることが重要である。

歯科治療時の注意点　　抗血栓薬

■ 抜歯や観血的処置の前に

　以前は抜歯後の出血を予防するため、抜歯予定数日前から抜歯後数日まで抗血栓薬を中断することが推奨され、行われてきた。しかしながら、これでは抜歯後出血の危険性を回避できても逆に血栓形成の危険性が生じる。当該薬剤を服用している患者は、歯科において抜歯を行う際に後出血が問題になるが、現在では、局所の止血を十分に施し、ワルファリンや抗血小板薬などは服用を中断しないで抜歯を行うことが主流である。

　ただし、ダビガトランエテキシラートメタンスルホン酸塩（プラザキサ®）などの新しい抗凝固薬（DOAC）には、処方の中断も継続も、医学的根拠はない。抜歯や観血的処置の前に、処置の侵襲レベル、INR値（PT-INR3.0以下が望ましい）、基礎疾患の現在の状態、薬剤服用状況などを把握し、主治医によく対診した上で、治療計画を立案することが重要である。

column

▶抗血栓療法患者の抜歯に関するガイドライン（要約）

　抗凝固薬、抗血小板薬いずれも服用を継続したまま、抜歯することが推奨されている。両薬剤を併用している患者においても、同様である。抗凝固薬ワルファリンを抜歯時中断した場合、約1％の患者において重篤な血栓・塞栓症が発生し、そのほとんどが死亡している。ワルファリン継続下抜歯施行の可否について、欧米の論文では、INR値4.0（または3.5）までであれば普通抜歯は可能であるとされているが、日本人を対象にした観察研究の結果からでは、INR値が3.0以下であれば抜歯を行っても重篤な後出血を含む重篤な出血性合併症は生じないとされている。INRは、抜歯前72時間以内の測定値を目安とする。抗血小板療法患者の抜歯時モニタリングとしての適切な検査はない。抗血栓療法継続中の抜歯後、非ステロイド抗炎症薬などの鎮痛薬は、慎重に投与する。

▶抗血栓薬服用患者の対応に関する歴史的背景

　当該薬剤を服用している患者の歯科観血的処置に際して、出血の防止のための投薬を一時的に中断するか、基礎疾患の保護のためそのまま継続するかは、古くから多くの議論がなされてきた歴史的背景がある。Zifferらは、抗凝固薬投与継続下の抜歯後出血を1957年に報告し、抜歯前に中断することを推奨した（参考文献②）。それに対して、Marshallらは、抜歯のための抗凝固薬を9日間中断したところ、19日目に心筋梗塞で死亡した例を1963年に報告し、中断による原疾患の血栓形成の危険性について警告した（参考文献③）。その後、多くの議論が繰り返され現在のガイドラインに至っている。出血の問題は、抗凝固薬服用の関連よりも、不良肉芽組織の挫滅による口腔粘膜組織の出血しやすい病態が問題であり、十分な局所止血が重要である。

▶新しい抗血栓薬

　抗血栓薬は、その効果に個人差が大きく、米国では使用前に遺伝子検査を行って投与量を決める個別医療が既に実施されている。また、その個人差を補うために異なった機序の薬剤を併用する治療法が行われている。そのため、抗血小板薬ではクロピドグレル硫酸塩（プラビックス®）やチカグレロル（ブリリンタ®）、抗凝固薬ではダビガトランエテキシラートメタンスルホン酸塩（プラザキサ®）、アピキサバン（エリキュース®）、リバーロキサバン（イグザレルト®）及びエドキサバントシル酸塩水和物（リクシアナ®）など新薬が続々と登場している。抜歯に際しての対応は、患者の個人差や使用されている薬の種類によって異なった影響が生じると思われるが、歯科医師として、局所の止血を厳重に行うことが重要である。

服用中薬剤・治療状況

糖尿病用薬

　糖尿病用薬（糖尿病治療薬）についての情報収集は、糖尿病についてのそれとともにされるものであるが、インスリン製剤を使用しているかどうかが最も重要である。

☞ 糖尿病 P050

▶ **糖尿病手帳（糖尿病健康手帳）を活用しよう！**

　糖尿病健康手帳は、患者自身の個人情報、病院・主治医名、食事療法指示（カロリー）などが記入されており、糖尿病の情報が記録されている。糖尿病と診断された患者が所持している場合が多い。

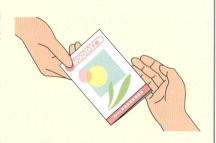

　糖尿病は、日々の自己管理（コントロール）が重要であるが、この手帳には、血糖・脂質・血圧・体重の変化が記入できるようになっている。

　なお、この手帳以外に以下のようなものもあるので、患者にその所持を確認する。

《糖尿病連携手帳[*1]》
　血糖やHbA1cなどの検査値や治療内容などを記録するようになっている。

《自己管理ノート[*1]》
　血糖自己測定の結果を記録する複写式のノートで、複写部分は主治医に渡すように作られている（記録は1年分）。

《糖尿病眼手帳[*2]》
　糖尿病網膜症の程度、視力や眼圧などの検査結果、診療メモなどを記録するように作られたノートで、糖尿病連携手帳との併用で、内科と眼科の治療に役立てられている。

《糖尿病患者用IDカード[*1]》
　患者の氏名、住所、緊急連絡先などが記入されており、常時携帯することで低血糖や交通事故などの緊急時に医療関係者などに糖尿病であることを知らせられるようになっている。

[*1] 公益社団法人 日本糖尿病協会 発行　　[*2] 一般社団法人 日本糖尿病学会 発行

医療面接

1 現在、どんな糖尿病の薬で治療していますか？

➡以下は、低血糖を引き起こすことがあるため注意する。
　a）インスリン製剤
　b）血糖非依存性インスリン分泌促進薬（スルホニル尿素薬・速効型インスリン分泌促進薬）

2 インスリンを使用していますか？

➡低血糖に注意する。

3 インスリンはいつ使用していますか？

➡低血糖になりやすい時間帯を確認し、その時間帯を避ける。

4 低血糖発作になったことがありますか？

『低血糖になりやすく、血糖値が高く維持されている』
⮥外科処置をできるだけ避ける。

糖尿病用薬

服用中薬剤

糖尿病用薬 ｜ 153

1 現在、どんな糖尿病の薬で治療していますか？

　糖尿病用薬（糖尿病治療薬）には、インスリン製剤と経口血糖降下薬（血糖非依存性インスリン分泌促進薬、血糖依存性インスリン分泌増幅薬、インスリン非分泌系薬）があり、インスリン製剤と血糖非依存性インスリン分泌促進薬（スルホニル尿素薬・速効型インスリン分泌促進薬）は低血糖を引き起こすことがあるため、注意しておく必要がある。

2 インスリンを使用していますか？

　インスリン製剤を使用している患者は、経口血糖降下薬で使用している患者に比べて、血糖コントロールが不安定であり、臓器障害などを合併している可能性が高く、また、低血糖になる危険性が高いと考えてよい。特に低血糖には注意が必要である。

3 インスリンはいつ使用していますか？

　インスリン製剤を使用している患者に対しては、「いつから開始したか」「いつ使用しているか（１日のスケジュール）」「最近変更（増量または減量）したか」「１日の血糖の変動はどうか」など、できるだけ情報を収集する。そこで、患者によっては低血糖になりやすい時間帯がわかっている場合がある。その際は、その時間帯を避けるように歯科治療を計画する。

4 低血糖発作になったことがありますか？

　インスリン製剤による血糖コントロールは、一般に血糖値を降下させるだけでなく、低血糖にならないように調整されている。低血糖になりやすい患者の血糖値は比較的高く維持されており、これは高血糖よりも低血糖のほうが危険だからである。このような患者に対して、口腔内の外科的処置をするからといって、血糖降下を主治医に依頼することは患者の利益にはならない。低血糖になりやすく、血糖値が高く維持されている患者に対しては、外科処置をできるだけ避けるような歯科治療計画を立てるべきである。

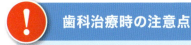 歯科治療時の注意点　糖尿病用薬

■ 医科との連携が診療の肝

　糖尿病患者の歯科治療時の管理で重要なことは、血糖コントロールについて、使用する糖尿病用薬で時間的血糖値の変化（血糖トレンド）がどうなっているかを把握することである。

　糖尿病用薬には、以下のものがあり、さらにこれらの配合薬とその作用機序は異なる。その種類により、低血糖や脱水等、配慮することが異なってくる。インスリンも、作用時間や投与回数等、患者の状態で異なるものが処方される。

　診療情報連携共有料を活かし、医科と連携して歯科の治療方針を立案すべきである。

《インスリン分泌不足を補う薬》
　スルホニル尿素薬、速効型インスリン分泌促進薬、DPP-4阻害薬
《インスリン抵抗性改善薬》
　ビグアナイド薬、チアゾリジン薬
《糖の吸収や排泄を調節する薬》
　α-グルコシダーゼ阻害薬、SGLT2阻害薬

■表1　糖尿病用薬の種類と作用

	種　類	作　用
経口薬	スルホニル尿素（SU）薬	膵臓β細胞のスルホニルウレア受容体（SU受容体）に結合してインスリン分泌を促す。
	速効型インスリン分泌促進薬（グリニド薬）	速やかに膵臓に作用し、短時間のインスリン分泌を促す。食後高血糖を改善する。
	DPP-4阻害薬	GLP-1（インクレチンの一つ）を分解するDPP-4を阻害し、GLP-1の作用を増強してインスリン分泌を促進させる。
	ビグアナイド薬	主に肝臓からの糖放出の抑制、インスリン抵抗性改善による筋肉や脂肪組織での糖取り込み促進、小腸からの糖吸収抑制等、これら複数の作用で血糖値を改善する。
	チアゾリジン薬	インスリン抵抗性を改善させ、筋肉や脂肪組織での糖の取り込みや糖の利用を促進し、肝臓における糖の放出抑制で血糖値を改善する。
	α-グルコシダーゼ阻害（α-GI）薬	α-グルコシダーゼを阻害し、小腸での糖の吸収を遅延させ、食後の急激な血糖値上昇を抑制する。
	SGLT2阻害薬	尿細管からの糖の再吸収を抑え、尿中に糖を排泄させる。
注射薬	インスリン（注射薬）	インスリンの体内投与で血糖値を下げる。インスリンアナログ製剤とヒトインスリン製剤があり、また、作用発現時間や作用持続時間などでいくつかの種類に分類される。
	GLP-1（グルカゴン様ペプチド-1）受容体作動薬	インスリンの分泌促進作用を有するインクレチンのひとつであるGLP-1の受容体に作用し、インスリン分泌を促し、血糖値を下げる。

column

▶FreeStyleリブレ

　近年は、インスリン投与患者に対し、FreeStyleリブレ（糖尿病患者向けグルコース測定器）が保険適用されたことで、間質液中のグルコースを持続的にリアルタイムで測定し血糖を管理できるため、低血糖リスクが軽減し、患者さんの糖尿病管理をより確実なものにできる。したがって、医科と連携して、歯科治療に適した時間帯等を検討できるようになっている。

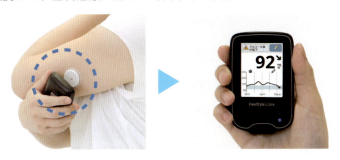

▶逆転の発想？　不要ならカラダから出せ！【SGLT2阻害薬】

　2型糖尿病は、インスリン分泌不全（量が十分でない）またはインスリン抵抗性（インスリンが十分作用しない）が原因である。その治療薬は膵臓に作用し、最終的にはとにかくインスリンを出すことを目的にしているものであった。

　近年、この機序とはまったく異なる新薬が頻用されるようになった。SGLT2阻害薬である。その特徴が腎臓に作用するというものである。端的に言うと、「不要だから余分な糖を尿から出す」というものであり、インスリン分泌の有無を問わず、結果として膵β細胞を酷使することはない。また、腎機能そのものへの負担もない。作用は腎臓の近位尿細管内に限局しており、他の治療薬の作用やメカニズムに影響を与えることもない。

　SGLTとはナトリウム・グルコース共役輸送体と呼ばれるタンパク質で、体内でグルコースやナトリウムを細胞内に取り込む。SGLTには、SGLT1とSGLT2があるが、再吸収されるグルコースの90%はSGLT2の作用であり、SGLT2は近位尿細管に限定的に存在しているのが特徴である。したがって、このSGLT2の作用を阻害することで、グルコースの再吸収を抑制し、尿に排泄させるというのがこの作用機序である。

服用中薬剤・治療状況

副腎皮質ステロイド薬

　ホルモン製剤の中で、最も使用されている薬が、副腎皮質ステロイド薬である。その強力な抗炎症作用と免疫抑制作用から、自己免疫疾患やアレルギー疾患をはじめとする多くの疾患に対して、経口、注射、吸入、外用など様々な投与経路で用いられている。
　コルチゾン、ヒドロコルチゾン、プレドニゾロン、メチルプレドニゾロン、デキサメタゾン、ベタメタゾンなど力価や作用の違いにより様々な製剤が用いられている。

副腎皮質ステロイド薬には様々な剤型があるが、
歯科治療に注意が必要なのは内服薬や注射薬である。

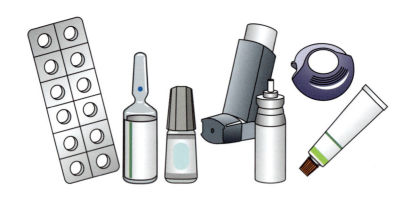

医療面接

1 どのような疾患でこのお薬を飲んでいますか？

➡原因疾患とコントロール状態を確認。

2 副腎皮質ステロイド薬の服用について
1）どのくらいの期間服用していますか？
2）どんな副腎皮質ステロイド薬を服用していますか？
3）服用量はどのくらいですか？

『長期間服用している』

↳副腎皮質機能の低下、副作用発現に注意。
※通常の処置においても、副腎皮質機能低下の可能性を考慮。

➡製剤の種類によって、副腎皮質機能抑制を生じる程度が異なる。

➡「侵襲が少ない歯科処置」は問題ない。

➡「侵襲が大きな歯科処置」「観血的歯科処置」を計画する場合は、以下が必要。
　a）全身状態や副作用の状態を十分に把握する。
　b）主治医との連絡（ステロイドカバーの必要性など）。

➡バイタルサインのモニターを行うとともに、疼痛やストレスをできるだけ与えない治療を行う。精神鎮静法の応用も有用。

3 副作用は出ていませんか？

➡原疾患の確認とともに、内科主治医にも確認。

副腎皮質ステロイド薬

服用中薬剤

副腎皮質ステロイド薬｜159

1 どのような疾患でこのお薬を飲んでいますか？

　副腎皮質ステロイド薬は自己免疫性疾患をはじめとした様々な疾患に用いられている。ステロイド治療が必要となった原因疾患とコントロール状態を確認する必要がある。

■表1　副腎皮質ステロイド薬が使用される疾患

自己免疫疾患	慢性関節リウマチ、全身性エリテマトーデス（SLE）、シェーグレン症候群など
内分泌疾患	副腎皮質機能低下症（アジソン病）、アルドステロン減少症、下垂体機能低下症など
呼吸器疾患	気管支喘息、肺線維症、サルコイドーシスなど
腎疾患	ネフローゼ症候群、腎炎、腎移植患者など
血液疾患	血小板減少性紫斑病、再生不良性貧血、白血病、悪性リンパ腫、後天性溶血性貧血など
粘膜皮膚疾患	帯状疱疹、円形脱毛症、多形滲出性紅斑、天疱瘡など
神経疾患	神経ベーチェット病、重症筋無力症、多発性硬化症、ギランバレー症候群など
消化器疾患	潰瘍性大腸炎など
その他	慢性活動性肝炎、薬物アレルギーなど

2 副腎皮質ステロイド薬の服用について
1）どのくらいの期間服用していますか？
2）どんな副腎皮質ステロイド薬を服用していますか？
3）服用量はどのくらいですか？

　副腎皮質ステロイド薬の服用期間が長期にわたる場合、副腎皮質機能の低下や副作用発現が問題となってくる。一般にコルチゾールの生理的な分泌量（20㎎）に相当する量が連続して1か月以上投与された場合は、副腎皮質機能抑制が生じていると考える。また、現在投与されていなくても、投与中止後1年以内であれば副腎皮質機能低下として扱う必要がある。

　製剤の種類によって副腎皮質機能抑制を生じる程度が異なってくるため、服用している副腎皮質ステロイド薬の種類を確認する。

■表2　副腎皮質ステロイド薬の種類

種　　類	商品名	抗炎症作用（ヒドロコルチゾンを1として）	血中半減期（時間）	生物活性半減期
ヒドロコルチゾン	コートリル®	1	1.2	S
プレドニゾロン	プレドニン®	4	2.5	I
メチルプレドニゾロン	メドロール®	5	2.8	I
デキサメタゾン	デカドロン®	25	3.5	L
ベタメタゾン	リンデロン®			

抗炎症作用：ヒドロコルチゾンを1とした場合
生物活性半減期：S＝超短時間型（8〜12時間）、I＝中間型（12〜36時間）、L＝長時間型（36〜72時間）
(Hawkins E, Nixon BP, Hawkins J, et al : Preoperative management of adrenal cortical suppression. J Foot Surg 27 : 321-327, 1988.より引用)

3 副作用は出ていませんか？

　副腎皮質ステロイド薬の長期連用による副作用の有無とその程度を確かめておく。原疾患の確認とともに、内科主治医へ確認しておくことも必要である。

■表3　副腎皮質ステロイド薬長期服用による副作用と歯科での対応

副作用	歯科での対応
副腎皮質機能低下	バイタルサインの測定、ストレス・疼痛のコントロール、鎮静水平位での診療、ステロイドカバーの必要性
高血圧症	バイタルサインの測定 高血圧症に対する注意（「高血圧」P018参照）
易感染性	抗菌薬の投与
創傷治癒不全	アドレナリンの過量使用を避ける 創面の縫合、創面の清潔を保つ
消化性潰瘍 （消化管出血など）	潰瘍発現頻度の高いNSAIDsを避ける 制酸剤、胃粘膜保護剤の処方
ステロイド性糖尿病	糖尿病に対する注意（「糖尿病」P050参照）
骨粗鬆症	抜歯時の外力による骨折に注意 骨吸収抑制薬との併用によるMRONJのリスク
ステロイド精神病	うつや統合失調症、認知症の発現に注意（「認知症」P112参照、「うつ病」P134参照）

---

column

▶ステロイド療法中止後の副腎皮質機能

　ステロイド療法によって二次的に引き起こされた副腎皮質機能低下は通常可逆的で、副腎皮質ステロイド薬の投与量を徐々に減量していくと、それに応じて副腎皮質機能は回復する。副腎皮質ステロイド薬投与中止後2〜4か月で下垂体機能は回復する。6〜9か月で副腎皮質機能は回復をはじめるが、完全に回復するには通常約1年かかるとされている。

　また、副腎皮質ステロイド薬の局所投与については、その投与経路により、小部分に貼付する外用剤の軟膏、鼻アレルギーや気管支喘息に用いられる噴霧剤、慢性関節リウマチの治療に用いられる関節内注射等があるものの、機能抑制は問題とはならない。

歯科治療時の注意点　　**副腎皮質ステロイド薬**

■ 副腎皮質ステロイド薬の服用が長期にわたる場合

　ステロイド治療が必要となった原因疾患に対する注意点を確認する。副腎皮質ステロイド薬服用が長期にわたる場合は、副腎皮質機能低下による全身偶発症発現に注意するとともに、長期連用により生じる副作用の有無を確認する必要がある。

　内科主治医への照会の際は、原因疾患の状態とともに、副腎皮質ステロイド薬の内服量、使用期間、経過、副作用の有無について確認する。

　服用患者であっても、侵襲の少ない歯科処置であれば問題なく治療可能。しかし通常の処置においても副腎皮質機能が低下している可能性を念頭におき、バイタルサインのモニターを行うとともに、疼痛やストレスをできるだけ与えない治療を行うことが肝心である。精神鎮静法の応用も有用である。

　侵襲が大きな処置や観血的処置が計画された場合には、十分な全身状態や副作用の状態把握とともに、主治医と連絡を取りステロイドカバーの必要性などについても検討する。

服用中薬剤・治療状況

腫瘍用薬・免疫抑制剤

　腫瘍用薬（抗悪性腫瘍薬、いわゆる抗がん剤）は、「がん」治療の化学療法として長期間にわたって投薬されることが多いが、一般に口腔粘膜の炎症（口腔粘膜炎・口内炎・口角炎など）を引き起こすことが多く、易感染状態から創傷治癒を遅延させることがあるため、口腔衛生状態を十分把握しておく必要がある。また、近年、口腔内での外科的処置を制限する必要のある薬物（ビスホスホネート製剤など）があるため、抗悪性腫瘍薬の種類によっては、歯科治療計画に影響を及ぼす。

　従来、比較的効果の大きい（逆に副作用の強い）静注薬は、入院下で投与されていた。しかし、外来通院でも投与されるようになったため、内服薬のみならず、定期的に注射している抗悪性腫瘍薬（化学療法）全般についても確認しておく必要がある。

　一方、免疫抑制剤（免疫抑制薬）は、易感染状態から炎症の悪化、創傷治癒の遅延をさせる可能性があるため、免疫抑制薬の内服の有無を把握しておく必要がある。

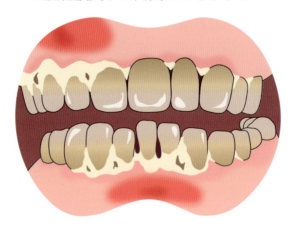

口腔衛生状態がよくないと、
口腔粘膜炎や口内炎にもなりやすい

医療面接

1　抗がん剤の治療を受けていますか？
いつから受けていますか？
今も受けていますか？
どんな薬ですか？
主治医から何か注意を受けていますか？

『植物アルカロイド』『代謝拮抗薬』『一部の分子標的治療薬』

↳口腔粘膜炎の発症頻度が高い。

『ビスホスホネート製剤』
『一部の分子標的治療薬（抗RANKLモノクローナル抗体製剤など）』
『血管新生阻害薬（抗VEGFヒト化モノクローナル抗体製剤）』

↳口腔内の処置（主に観血的手術等）によって顎骨壊死を誘発することが問題になっている。

2　免疫を抑えるような薬を飲んでいますか？
いつから飲んでいますか？
今も飲んでいますか？
どんな薬ですか？
主治医から何か注意を受けていますか？

➔免疫抑制作用のある薬剤についても注意。

3　傷の治りが悪いことはないですか？

『抗悪性腫瘍薬や免疫抑制薬を内服している』

↳口腔粘膜疾患、易感染状態、創傷治癒不全が発症しやすい状態である。

➔口腔粘膜炎や口内炎、歯周炎などの慢性炎症が悪化していないか十分に観察する。

腫瘍用薬・免疫抑制剤

服用中薬剤

腫瘍用薬・免疫抑制剤｜165

1 抗がん剤の治療を受けていますか？
いつから受けていますか？
今も受けていますか？
どんな薬ですか？
主治医から何か注意を受けていますか？

　いつから化学療法を始めているのか、現在も継続しているかどうか、薬剤名は把握しておく必要がある。口腔粘膜炎の発症頻度の高い抗悪性腫瘍薬として、植物アルカロイド、代謝拮抗薬、一部の分子標的治療薬などがあげられている。また、がんの骨転移による高カルシウム血症に対して使用されるビスホスホネート製剤は、口腔内の処置（主に観血的手術等）によって顎骨壊死を誘発することが問題になっている。さらに、分子標的治療薬であるヒト型抗RANKLモノクローナル抗体製剤のデノスマブ（商品名：ランマーク®、プラリア®）やキナーゼ阻害薬のスニチニブリンゴ酸塩（商品名：スーテント®）、ソラフェニブトシル酸塩（商品名：ネクサバール®）、抗VEGFヒト化モノクローナル抗体製剤のベバシズマブ（商品名：アバスチン®）などにおいても同様の報告があり、注意を要する。主治医の先生に直接注意を受けている場合もあるので、それを確認した上で、主治医に照会する必要がある。

2 免疫を抑えるような薬を飲んでいますか？
いつから飲んでいますか？
今も飲んでいますか？
どんな薬ですか？
主治医から何か注意を受けていますか？

　免疫抑制薬は、臓器移植後、自己免疫疾患、関節リウマチだけでなく、様々な疾患で使用されている。免疫抑制薬そのものだけでなく、免疫抑制作用のある薬剤についても注意が必要である。抗悪性腫瘍薬同様、いつから始めているのか、現在も継続しているかどうか、薬剤名を把握しておく必要がある。主治医の先生に何か注意を受けている場合もあるので、それを確認した上で、主治医に照会しておく。

3　傷の治りが悪いことはないですか？

　抗悪性腫瘍薬や免疫抑制薬を内服している患者は、口腔粘膜疾患、易感染状態、創傷治癒不全が必ずしも発症するわけではないが、発症しやすい状態または予備軍であると考えてよい。臨床症状として、具体的に創傷治癒不全があるかどうか確認すること、また、口腔粘膜炎や口内炎などの所見、歯周炎などの慢性炎症が悪化していないかどうか、たとえ異常がなくても十分に観察する必要がある。またこれらの所見は歯科治療計画を決める上で有用な情報になる。

歯科治療時の注意点　　腫瘍用薬・免疫抑制剤

■ 患者から確認すべきポイント

　腫瘍用薬・免疫抑制剤は口腔粘膜の炎症や顎骨壊死、易感染状態、創傷治癒の遅延を引き起こす可能性があるため、どんな薬を、いつから飲んでいるか、または注射されているか、主治医から何か注意を受けていないか、傷の治りが悪いことはないか、などについて確認しておく必要がある。

---

column

▶分子標的治療薬

　これまでの抗がん剤のように、がん細胞を標的にするのではなく、がん細胞の増殖や転移に関連する分子を標的にした薬剤で、新しいタイプの抗がん剤である。「がん」だけでなく、関節リウマチやクローン病などに対しても使用されている。歯科的にはビスホスホネート製剤と同様の顎骨壊死を誘発するものがあるため注意が必要。さらに、ビスホスホネート製剤との併用で顎骨壊死の発症率が高くなるものがあるため、併用薬にも注意を要する。

服用中薬剤・治療状況

骨吸収抑制薬

　ビスホスホネート（bisphosphonate;以下BP）系薬剤が、破骨細胞の活動を阻害させ、骨の吸収を防ぐことから、本剤使用患者の顎骨壊死が問題となった。その後、ヒト型抗RANKLモノクローナル抗体製剤デノスマブにも同様の症状が見られた。ここでは、これを含む「骨吸収抑制薬」について解説する。

　なお、BP系薬剤は骨粗鬆症、変形性骨炎、腫瘍の骨転移、多発性骨髄腫、骨形成不全症などの疾患の予防と治療に、デノスマブは骨粗鬆症、関節リウマチに伴う骨びらんの進行抑制（プラリア®）、多発性骨髄腫による骨病変および固形癌骨転移による骨病変、骨巨細胞腫（ランマーク®）の治療に用いられている。

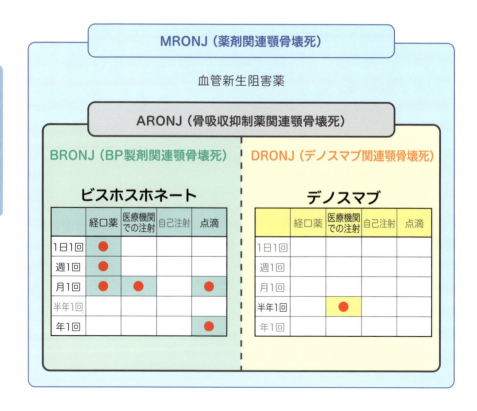

医療面接

1 どのような疾患でこのお薬を使用していますか？

『腫瘍の骨転移予防等で使用』

↪ 抗腫瘍薬の影響を考慮。

→ 顎骨壊死を防ぐためには、主治医との緊密な連携が不可欠である。

2 いつ頃から使用していますか？

『骨吸収抑制薬を長期間使用している』

↪ BRONJ発生率が増加するとのデータがある。
処方医と対応を検討する。

↪ 侵襲的歯科治療を行う場合は、主治医と協議する。

3 併用しているお薬はありますか？

『副腎皮質ステロイド薬、エリスロポエチン、血管新生阻害薬等の併用薬がある』

↪ 顎骨壊死（MRONJ）発生のリスクが高まる。
主治医（処方医）との連携が必須。

骨吸収抑制薬

服用中薬剤

骨吸収抑制薬 ｜ 169

1 どのような疾患でこのお薬を使用していますか？

　骨粗鬆症単独または腫瘍の骨転移予防等で使用している。腫瘍の骨転移予防等で使用している場合は、抗腫瘍薬の影響も考慮する必要がある。

　骨吸収抑制薬治療中の患者は、処方医から原則、以下のような指示・指導を受けている。

- ●口腔内に異常を感じた場合、速やかに歯科・口腔外科を受診すること
- ●口腔内を清潔に保つこと
- ●定期的に歯科医院で口腔内の診査を受けること

　顎骨壊死を防ぐためには、主治医との緊密な連携が不可欠である。もしも主治医から骨吸収抑制薬による治療中患者の口腔内管理の依頼があった場合は、口腔内診査の結果を主治医に連絡し、主疾患と歯科の治療において患者に不利益が生じないよう連携を強化する必要がある。

2 いつ頃から使用していますか？

　骨粗鬆症患者のBP治療が4年以上の場合は顎骨壊死発生率が増加するとされる。ただし、根拠となる報告はいずれも後ろ向き研究で症例数も少ない。

　骨吸収抑制薬投与を4年以上受けているまたは顎骨壊死リスク因子を有する骨粗鬆症患者に対して、侵襲的歯科治療を行う場合は、骨折リスクを含めた全身状態が許容すれば2か月程度の骨吸収抑制薬の休薬について、主治医と協議することを米国口腔顎顔面外科学会は提唱している。

　いずれにしても、骨吸収抑制薬を使用中の患者については、主治医と協議する必要がある。

3 併用しているお薬はありますか？

　併用薬（副腎皮質ステロイド薬、エリスロポエチン、血管新生阻害薬等）がある場合は、免疫機能の低下などにより顎骨壊死発生のリスクが高まる。主治医（処方医）との連携が必須である。

■表1　主な骨吸収抑制薬一覧表

	一般名	適応症		主な商品名
注射薬	パミドロン酸二Na水和物	悪性腫瘍	悪性腫瘍による高カルシウム血症 乳癌の溶骨性転移	パミドロン酸二Na点滴静注用
	ゾレドロン酸水和物		悪性腫瘍による高カルシウム血症 多発性骨髄腫による骨病変および固形癌骨転移による骨病変	ゾメタ®点滴静注
	デノスマブ		多発性骨髄腫による骨病変および固形癌骨転移による骨病変 骨巨細胞腫	ランマーク®皮下注
	アレンドロン酸Na水和物	骨粗鬆症	骨粗鬆症	ボナロン®点滴静注バッグ
	イバンドロン酸Na水和物		骨粗鬆症	ボンビバ®静注
	ゾレドロン酸水和物		骨粗鬆症	リクラスト®点滴静注液
	デノスマブ		骨粗鬆症	プラリア®皮下注
経口薬	エチドロン酸二Na		骨粗鬆症 骨ページェット病 脊髄損傷後・股関節形成術後の異所性骨化の抑制	ダイドロネル®錠
	リセドロン酸Na		骨粗鬆症 骨ページェット病 （17.5mgのみ）	アクトネル®錠 ベネット®錠
	アレンドロン酸Na水和物		骨粗鬆症	フォサマック®錠 ボナロン®錠
	ミノドロン酸水和物		骨粗鬆症	ボノテオ®錠 リカルボン®錠
	イバンドロン酸Na水和物		骨粗鬆症	ボンビバ®錠

骨吸収抑制薬

服用中薬剤

骨吸収抑制薬 | 171

⚠ 歯科治療時の注意点　　骨吸収抑制薬

■ 主治医（処方医）との連携と、患者説明がカギ

　骨吸収抑制薬投与中の歯科治療は、可及的速やかに保存治療を行うことが望ましい。しかし、抜歯などの侵襲的歯科治療が避けられないと判断した場合は、事前に抜歯の必要性を主治医に連絡する。

◎歯槽骨、顎骨を直接侵襲しない歯科治療

　　理論的には顎骨壊死発症はないとされる。歯科処置を行う前に、患者に顎骨壊死発症の可能性と予測される病状、経過について説明した上で、抜歯などの侵襲的歯科処置の必要性を十分に理解してもらう必要がある。

◎BP治療中あるいは治療後に埋入したインプラント

　　顎骨壊死発症のリスク因子となる確率が高いことが報告されている。デノスマブ治療患者でのインプラントと顎骨壊死発症との関連は不明であるが、骨吸収抑制薬で治療中のがん患者へのインプラント埋入は避けるのが適切と思われる。骨粗鬆症患者の場合は、主治医と十分に協議した上でインプラント治療を進めるか否かを決定する。

■ 骨吸収抑制薬の休薬

　骨吸収抑制薬の休薬に関しては、顎骨壊死発症に一定の見解はないが、休薬した場合に現病が悪化するリスクが高まることは確かである。したがって、基本的には休薬前に口腔内の感染予防処置を十分に行い、抜歯等侵襲的歯科治療が必要であることを主治医に連絡した上でその可否を含め、十分に検討・協議することが望まれる。処置後の顎骨壊死発症の可能性と発生した場合の連携対応についても、主治医と綿密に協議しておく必要がある。

◎骨吸収抑制薬使用中に侵襲的な歯科治療が必要となった場合

　　服用期間と顎骨壊死の危険因子、さらに骨折のリスクを考慮して休薬の要否を主治医と協議の上決定する。

■ 骨吸収抑制薬の再開

骨吸収抑制薬の再開は、侵襲的歯科治療部位の十分な骨性治癒が見られる2か月前後が望ましいとされている。

◎骨吸収抑制薬投与が必要な主疾患の病状により、投与再開を早める場合

術創部の上皮化がほぼ終了する2週間後とする。その際は、術部の感染がないことを確認する。侵襲的歯科治療部位の治癒を確認できた時点で、速やかに主治医に連絡する。

---

column

▶抗菌薬の予防投与

手術創感染を予防する目的で周術期に抗菌薬投与はスタンダードである。抗菌薬の適正使用として、手術1時間前の術前投与は極めて重要である。必要以上に前から抗菌薬を投与すると、抗菌薬に感受性のある菌は消失するものの、抗菌薬に耐性を示す菌が増殖し、耐性菌が増殖した環境下で手術をするというリスクを負うので要注意である。歯科治療は基本的には骨吸収抑制薬は休薬せずに侵襲的治療をできる限り避けるが、顎骨壊死発症の誘因となるような侵襲的歯科治療が避けられない場合は、手術1時間前から抗菌薬を投与し、侵襲の程度、範囲を可及的に最小に抑える。なお、処置後に残存する骨の鋭端は、平滑にして術創は骨膜を含む口腔粘膜で閉鎖する。

服用中薬剤・治療状況

解熱鎮痛消炎薬　　　　　中枢神経系用薬

　リウマチ性疾患や運動器疾患による慢性疼痛、外傷後などの侵害受容性疼痛、生理痛、頭痛、発熱を伴う炎症性疾患などの他、脳梗塞や虚血性心疾患などの抗血小板作用を利用する適応がある。

　歯科治療に際しても、抜歯後等で使用する頻度が多い。常用している原因疾患名及びその疾患の状態を把握しておく必要がある。

▶非ステロイド性抗炎症薬（NSAIDs）

　歯科でよく使用されるジクロフェナク（ボルタレン®）やロキソプロフェンナトリウム（ロキソニン®）などの非ステロイド性抗炎症薬（NSAIDs）は、ステロイド以外で、抗炎症作用をもつ薬物群である。シクロオキシゲナーゼ（COX）阻害によって、抗炎症作用と鎮痛解熱作用を発揮する。COXには、COX-1とCOX-2があり、ともに細胞質内に存在する。COX-1は、胃粘膜、血小板などを含め多くの細胞に存在するが、COX-2は、炎症関連細胞などに主に存在する。NSAIDsの中でもCOX-1を阻害せず、COX-2を強く阻害する薬剤をCOX-2選択阻害薬と呼ぶ。消化器潰瘍や出血などの副作用が少ないという利点を有する。COX-2選択阻害薬は、主に運動器疾患、リウマチなどの慢性痛に使用されているが、セレコキシブ（セレコックス®）は、抜歯後痛の適応を有している。

医療面接

1 どのような疾患でこのお薬を飲んでいますか？
どちらの病院から処方されましたか？

『患者の申告が曖昧』

↳必ず処方を受けている医療機関を聞き出し、対診。

➡決して重複処方しないようにする。

2 最近、体調はいかがですか？

➡非ステロイド性抗炎症薬を常用している場合／消化器系への負担を確認。

3 薬は、適切に服用していますか？

➡抜歯後などで重複処方を避ける場合／常用薬服用状況を確認。

➡一時的に常用を中断して処方する場合／重複しないよう十分に指示。

➡ニューキノロン系抗菌薬の処方に注意。

1 どのような疾患でこのお薬を飲んでいますか？ どちらの病院から処方されましたか？

　体中の疼痛または発熱を生じる疾患で処方される。一時的な処方であれば、扁桃腺炎などの炎症性疾患、外傷、生理痛などで処方される。常用は、運動器疾患、リウマチなどの慢性痛、頭痛などである。また、脳梗塞や虚血性心疾患などに対して、抗血小板作用を利用している場合がある。いずれにせよ、歯科治療を遂行する上で、疾患名の的確な把握が必要である。患者の申告が曖昧であれば、必ず処方を受けている医療機関を聞き出し、対診によってその疾患のコントロール状態、服用状況などを確認する。重複した場合、効果は天井効果（有効限界がある）のため、増強されない。副作用のみが増強される。決して重複処方しないようにする。

2 最近、体調はいかがですか？

　非ステロイド性抗炎症薬の常用は、消化器系に負担がかかっている可能性がある。確認しておく。

3 薬は、適切に服用していますか？

　抜歯後などで、重複処方を避ける場合、常用薬服用状況を確認しておく。一時的に常用を中断して、こちらから処方する場合は、患者に重複しないよう十分な指示をする。

歯科治療時の注意点　解熱鎮痛消炎薬

■ ニューキノロン系抗菌薬の処方に注意

非ステロイド性抗炎症薬と併用するとけいれんを起こす可能性がある、ニューキノロン系抗菌薬の処方に注意する。

---

column

▶ アセトアミノフェン

アセトアミノフェン（カロナール®）は、我が国において以前、欧米の小児用量程度の300mgが頓服量の最大適応量であった。そのため、ジクロフェナク（ボルタレン®）やロキソプロフェンナトリウム（ロキソニン®）と比較して除痛効果が弱いというイメージがあるように思える。2011年1月に、アセトアミノフェン（カロナール®）の頓服量が1000mgまで承認され、現在は使いやすくなっている。消化管出血が発生する可能性が圧倒的に低いなど副作用が比較的少なく、妊婦、小児、高齢者にも使い易い、見直されるべき薬剤である。アセトアミノフェンには鎮痛・解熱作用があり、COXを阻害するが、その作用は弱く抗炎症作用はほとんどない。そのため、NSAIDsには分類されていない。作用機序は、中枢神経におけるCOX阻害と考えられているが、詳細は未だに解明されていない。

服用中薬剤・治療状況

睡眠鎮静薬、抗不安薬　　中枢神経系用薬

　不安障害、睡眠障害、心身症、神経症、自律神経失調症など不安を伴うすべての病態に適応がある。

　歯科治療に際して、疾患名及びその疾患のコントロール状態を把握しておく必要がある。

▶睡眠薬の分類

　不眠は、入眠困難、中途覚醒、早期覚醒、及び熟眠障害にタイプ分けされる。入眠困難には超短時間作用型や短時間作用型の睡眠薬、他のタイプには中時間作用型や長時間作用型の睡眠薬が使用される。

分　類	作用時間	代表的な薬剤の一般名（商品名）
超短時間作用型	2〜4時間	トリアゾラム（ハルシオン®）
		ゾルピデム酒石酸塩（マイスリー®）
		ゾピクロン（アモバン®）
短時間作用型	6〜10時間	エチゾラム（デパス®）
		ブロチゾラム（レンドルミン®）
		リルマザホン塩酸塩水和物（リスミー®）
中時間作用型	12〜24時間	フルニトラゼパム（サイレース®）
		ニトラゼパム（ベンザリン®）
長時間作用型	24時間以上	クアゼパム（ドラール®）

178　中枢神経系用薬｜睡眠鎮静薬、抗不安薬

医療面接

1 どのような疾患でこのお薬を飲んでいますか？
どちらの病院から処方されましたか？

『患者の申告が曖昧』
↳必ず処方を受けている医療機関を聞き出し、対診する。

2 最近、体調はいかがですか？

『薬によるコントロールが良好で落ち着いている』
↳歯科治療をする上で問題はない。

3 薬は、適切に服用していますか？

➡毎回歯科治療前に、体調や常用薬の服用状況を確認する。

4 口のかわきやふらつきはありませんか？

➡毎回歯科治療前に、常用薬の副作用の有無を確認する。

中枢神経系用薬｜睡眠鎮静薬、抗不安薬

服用中薬剤

1 どのような疾患でこのお薬を飲んでいますか？
どちらの病院から処方されましたか？

　不安障害や心身症、睡眠障害などの治療に用いられている。歯科治療を遂行する上で、疾患名の的確な把握が必要である。患者の申告が曖昧であれば、必ず処方を受けている医療機関を聞き出し、対診によってその疾患のコントロール状態や服用状況を確認する。

2 最近、体調はいかがですか？

　不安障害や心身症は、薬によるコントロールが良好で落ち着いていれば、歯科治療を遂行する上で問題はない。ただ、患者は自分の病状について、明確には話さないことが多い。仕事、食事、睡眠など日常生活の状況などから患者の状態を把握していく。一般的な日常生活が送られていれば、どの歯科治療も特に問題ない。

3 薬は、適切に服用していますか？

　薬の服用を一時的に中断しただけで、パニックになったり、興奮状態になることがある。服用状況を確認する。

4 口のかわきやふらつきはありませんか？

　薬の副作用で、口のかわきがあることがしばしばある。著しい口のかわきは、口腔内を易感染性にすることや、不定愁訴のきっかけになる可能性がある。口のかわきについて、歯科治療を遂行する前に把握しておく必要がある。また、薬の副作用で、ふらつきがあることがある。転倒の可能性もあるので、よく把握しておく必要がある。

⚠ 歯科治療時の注意点　　睡眠鎮静薬、抗不安薬

■ 不安のコントロールがカギ

　睡眠鎮静薬、抗不安薬を服用している患者は、不眠症、不安症、身体症状症（心身症）など、何らかの精神疾患を合併していたり、著しい精神的ストレスを有している可能性がある。したがって、歯科治療に対して、不安や恐怖感など強い反応を示す場合があるため、表面麻酔の使用や精神鎮静法による心理的コントロールで、可能な限り不安を軽減しながら処置を遂行することが望ましい。

　なお、頓用で抗不安薬が処方されている場合、治療前に服用させる方法もある。

　いずれにせよ、なぜ睡眠鎮静薬、抗不安薬を服用しているのかを詳細に知る必要があるので、患者の申告が曖昧な場合も含め、処方を受けている医療機関を聞き出し、主治医に対診する。

---

column

▶ベンゾジアゼピン系薬剤常用患者の精神鎮静法

　抗不安に使用される薬剤は、ベンゾジアゼピン系が未だ主流である。歯科治療中のストレスを軽減するために、不安が強い患者には精神鎮静法の応用が勧められている。ベンゾジアゼピン系薬剤常用患者は、至適鎮静状態を得るためのベンゾジアゼピン系静脈内鎮静法薬の使用量が、標準量より多く必要なことがしばしばある。笑気吸入鎮静法やプロポフォールを使用した鎮静法では、ほとんど影響は生じない。

服用中薬剤・治療状況

抗てんかん薬　　中枢神経系用薬

　各種てんかん、てんかんに伴う性格行動障害、躁うつ病の躁状態、統合失調症の興奮状態、三叉神経痛に適応がある。
　歯科治療に際して、疾患名及びその疾患のコントロール状態を把握しておく必要がある。

▶抗てんかん薬による歯肉増殖、歯肉肥大

　抗てんかん薬の副作用に歯肉増殖、歯肉肥大がある。フェニトイン（アレビアチン®）の影響で、線維芽細胞が活発に分裂し、歯肉の増殖や肥大が発生する。発現頻度は服用者の約半数で、性差はない。口腔の清掃状態と関連していると考えられており、口腔衛生指導は重要である。歯肉の増殖・肥大が著しく、口腔清掃が困難な場合、歯肉切除を施行してから口腔清掃を行う。その後、適切な口腔衛生状態を維持することができれば、再発は防止できると言われている。

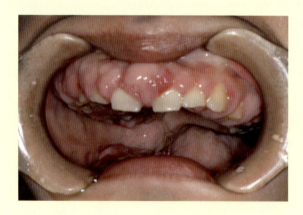

医療面接

**1　どのような疾患でこのお薬を飲んでいますか？
　　どちらの病院から処方されましたか？**

『患者の申告が曖昧』
　↳必ず処方を受けている医療機関を聞き出し、対診。

『三叉神経痛や神経障害性疼痛』
　↳慎重に診断し、誤った不可逆治療を施さないよう注意が必要。

2　最近、体調はいかがですか？

➡可能な限り、最近のてんかん発作発現時の様子を聞き出す。
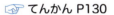 てんかん P130

『薬によるコントロールが良好で落ち着いている』
　↳歯科治療を遂行する上で問題はない。

『一般的な日常生活が送れている』
　↳どの歯科治療も特に問題ない。

3　薬は、適切に服用していますか？

『薬の服用を中断している』
　↳発作が発現することがある。

➡痛みや不安は可能な限り与えないようにする。
➡光が発作誘因になることがある。チェアのライトやCR充填用の光源に注意。

**1 どのような疾患でこのお薬を飲んでいますか？
どちらの病院から処方されましたか？**

　歯科治療を遂行する上で、疾患名の的確な把握が必要である。患者の申告が曖昧であれば、必ず処方を受けている医療機関を聞き出し、対診によってその疾患のコントロール状態、服用状況、発作時の対応などを確認する。

　カルバマゼピン（テグレトール®）は、三叉神経痛の適応薬でもある。コントロールが不十分だと、著しい接触痛が出現する可能性がある。また、器質的異常がなくても歯痛を生じることがある。歯科治療施行時には、注意が必要である。

　ガバペンチン（ガバペン®）は、神経障害性疼痛や線維筋痛症などの慢性疼痛、癌性疼痛に使用されていることがある。歯科治療を遂行する上で、疾患名の的確な把握が必要である。

2 最近、体調はいかがですか？

　てんかんは、薬によるコントロールが良好で落ち着いていれば、歯科治療を遂行する上で問題はない。ただ、患者は自分の病状について、明確には話さないことが多い。仕事、食事、睡眠など日常生活の状況などから患者の状態を把握していく。一般的な日常生活が送れていれば、どの歯科治療も特に問題ない。可能な限り、最近のてんかん発作発現時の様子を聞き出す。

3 薬は、適切に服用していますか？

　薬の服用を中断すると、発作が発現することがある。服用状況を確認する。

歯科治療時の注意点　　**抗てんかん薬**

■ 発作誘因への対策
　てんかん発作の誘因にならないように、痛みや不安は可能な限り与えないようにする。光が誘因になることがあるので、チェアのライトやCR充填用の光源に注意する。

■ 三叉神経痛や慢性疼痛への対策
　三叉神経痛や神経障害性疼痛では、器質的異常がなくても痛みを生じることがある。慎重に診断し、誤った不可逆治療を施さないよう注意が必要である。

服用中薬剤・治療状況

抗うつ薬

中枢神経系用薬

うつ病などの精神疾患および神経障害性疼痛など慢性の疼痛疾患に適応がある。

歯科治療に際して、疾患名およびその疾患のコントロール状態を把握しておく必要がある。

■表1 抗うつ薬の分類

分　類	抗うつ効果	副作用	代表的な薬剤の一般名（商品名）
三環系抗うつ薬	強力	多い	クロミプラミン塩酸塩（アナフラニール®）
			アミトリプチリン塩酸塩（トリプタノール®）
			イミプラミン塩酸塩（トフラニール®）
四環系抗うつ薬	マイルド	マイルド	ミアンセリン塩酸塩（テトラミド®）
			マプロチリン塩酸塩（ルジオミール®）
SSRI（選択的セロトニン再取り込み阻害薬）	マイルド	マイルド	パロキセチン塩酸塩（パキシル®）
			塩酸セルトラリン（ジェイゾロフト®）
SNRI（セロトニン・ノルアドレナリン再取り込み阻害薬）	マイルド	マイルド	デュロキセチン塩酸塩（サインバルタ®）
			ミルナシプラン塩酸塩（トレドミン®）
NaSSA（ノルアドレナリン作動性・特異的セロトニン作動性抗うつ薬）	強力	眠気と体重増加あり	ミルタザピン（リフレックス®）

医療面接

1 どのような疾患でこのお薬を飲んでいますか？
どちらの病院から処方されましたか？

『患者の申告が曖昧』
↳必ず処方を受けている医療機関を聞き出し、対診する。

2 最近、体調はいかがですか？

『薬によるコントロールが良好で落ち着いている』
↳歯科治療をする上で問題はない。

3 薬は、適切に服用していますか？

➡毎回歯科治療前に、体調や常用薬の服用状況を確認する。

4 口のかわきやふらつきはありませんか？

➡毎回歯科治療前に、常用薬の副作用の有無を確認する。

中枢神経系用薬 ｜ 抗うつ薬

服用中薬剤

中枢神経系用薬 ｜ 抗うつ薬 ｜ 187

1 どのような疾患でこのお薬を飲んでいますか？ どちらの病院から処方されましたか？

　うつ病の治療に用いられている。また、神経障害性疼痛などの慢性疼痛の除痛にも使用されている。歯科治療を遂行する上で、疾患名の的確な把握が必要である。患者の申告が曖昧であれば、必ず処方を受けている医療機関を聞き出し、対診によってその疾患のコントロール状態や服用状況を確認する。

2 最近、体調はいかがですか？

　うつ病は、薬によるコントロールが良好で落ち着いていれば、歯科治療を遂行する上で問題はない。ただ、患者は自分の病状について、明確には話さないことが多い。仕事、家事、家族や周囲の人々との関係、食事、睡眠など日常生活の状況を聴き、患者の状態を把握していく。日常生活が良好であれば、どの歯科治療も特に問題ない。

3 薬は、適切に服用していますか？

　薬の変更や服用の中断によって、精神状態が不安定になることがある。必ず毎回、服用状況を確認する。

4 口のかわきやふらつきはありませんか？

　薬の副作用で、口のかわきがあることがしばしばある。著しい口のかわきは、口腔内の易感染症の原因になることや、不定愁訴のきっかけになる可能性がある。口のかわきについて、歯科治療を遂行する前に把握しておく必要がある。また、薬の副作用で、動悸、ふらつきがあることがある。現状をよく把握しておく必要がある。

歯科治療時の注意点 　**抗うつ薬**

■ 三環系抗うつ薬

◎三環系抗うつ薬は、アドレナリンの効果を増強させる。投与量によっては無添加の局所麻酔剤（メピバカインなど）を選択し、生体モニター監視下に施行する。

◎歯科治療中に精神状態の異常を発現させないように、毎回歯科治療前に体調、常用薬の服用状況を確認する。

---

column

▶ 抗うつ薬の分類

　抗うつ薬は、セロトニンやノルアドレナリンの再取り込みを阻害することで抗うつ作用を発揮する。しかしながら、三環系抗うつ薬ではそれら以外に、ヒスタミンH_1受容体、アセチルコリンM_3受容体、アドレナリンα_1受容体にも作用するため、眠気、口渇、起立性低血圧など多くの副作用が出現する。それらの副作用を軽減するため、受容体に選択的に作用する抗うつ薬が時代経過とともに登場した。（P186 表１）

▶ 抗うつ薬の服用理由に注意

　抗うつ薬は、セロトニンやノルアドレナリンの再取り込みを阻害する。この作用によって、うつ病への効果だけでなく、下行性疼痛抑制系を賦活することで痛みを抑制する作用がある。そのため、うつ病の患者ではなく神経障害性疼痛をはじめとした慢性疼痛の患者に除痛目的で使用されていることがある。薬のリストだけでうつ病患者と決めつけないよう注意が必要である。

第1部 | 医療面接から患者を把握する

第 **3** 章

日常生活からのチェック

階段を休まずに2階まで昇れますか？ ──────────── 192
胸がしめつけられるような痛みを感じたことがありますか？ ── 196
食べる時にむせることがありますか？ ──────────── 200
意識がなくなったり、気が遠くなったことがありますか？ ─── 204
歯科治療中に気分が悪くなったことがありますか？ ────── 208
けがをした時に血が止まりにくかったことがありますか？ ── 212
妊娠・授乳中ですか？ ──────────────────── 216

予診票（問診票）

既往歴

服用中薬剤

日常生活

日常生活

階段を休まずに2階まで昇れますか？

　階段や坂道の昇り降りの際、息切れや動悸などの症状が出現しないかを尋ねることは、患者の心肺予備力を推察するための簡便な指標となる。
　質問の際、膝や腰などの整形外科的な疾患のため階段昇降ができないと答える場合もあることに注意する。

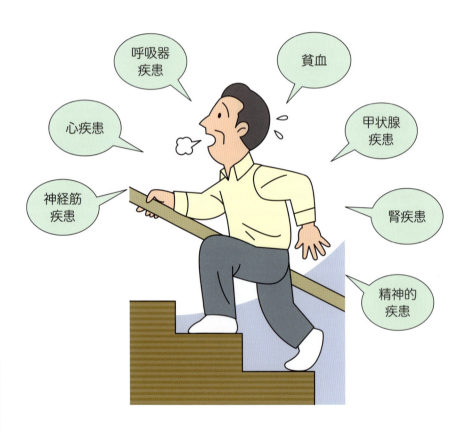

医療面接

1　階段の昇り降りで息切れや動悸を感じますか？

『Hugh Jones 分類やNYHA 分類でⅡ度以上』
　↳内科担当医に連絡する。
　　バイタルサインのモニター下での低侵襲歯科治療が望まれる。

『Hugh Jones 分類Ⅳ度以上やNYHA 分類Ⅲ度以上』
　↳十分な全身管理下での治療が行える体制で臨む。必要に応じて
　　総合病院などへ紹介。

2　循環器や呼吸器、その他全身的な病気はありますか？

　➡全身疾患の存在や既往を確認。

3　その他、最近気になる全身的な症状はありませんか？

『息切れや動悸の他、咳や痰、足のむくみ、夜間頻繁にトイレに
行く、胸痛などの症状を合併している』
　↳内科受診を促す。

『既に内科にて加療中』
　↳主治医へ対診を行い、全身状態を十分に把握した上で歯科治療
　　計画を立案。

階段を休まずに 2 階まで昇れますか？

日常生活

階段を休まずに 2 階まで昇れますか？　| 193

1　階段の昇り降りで息切れや動悸を感じますか？

　健康な人であれば問題なく行える程度の"階段や坂道の昇り降り"で息切れや動悸を呈する場合は、呼吸器疾患、心疾患などによる心肺予備力の低下が考えられる。息切れの程度を客観的に評価する指標としてのHugh Jones分類や、心疾患の重症度の指標としてのNew York Heart Association（NYHA）分類は、チェアーサイドにおける簡便な心肺機能の評価として有用である。

2　循環器や呼吸器、その他全身的な病気はありますか？

　心疾患、呼吸器疾患のほか、貧血、甲状腺疾患、腎不全、神経筋疾患、精神的疾患なども息切れや動悸の原因となる。これらの全身疾患の存在や既往を確認しておくことも必要である。

3　その他、最近気になる全身的な症状はありませんか？

　息切れや動悸の他、咳や痰、足のむくみ、夜間頻繁にトイレに行く、胸痛などの症状は、呼吸不全や心不全など全身状態の悪化を疑わせる所見である。これらの症状を合併する場合は、内科受診を促す必要がある。既に内科にて加療中の場合は、主治医へ対診を行い、全身状態を十分に把握した上で歯科治療計画の立案を行う。

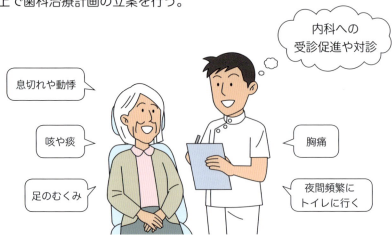

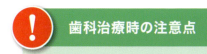

歯科治療時の注意点 — 階段を休まずに2階まで昇れますか？

■ Hugh Jones分類、NYHA分類と歯科治療

　息切れの程度を客観的に評価する指標としての「Hugh Jones分類」や、心疾患の重症度の指標としての「NYHA分類」でⅡ度以上の場合には、内科担当医と連絡の上、バイタルサインのモニター下での低侵襲の歯科治療が望まれる。

　またHugh Jones分類Ⅳ度以上やNYHA分類Ⅲ度以上では、十分な全身管理下での治療が行える体制で臨むべきである。必要に応じて総合病院などへ紹介する。

■表1　Hugh Jones 分類　呼吸機能不全の重症度分類

Ⅰ度	同年齢の健康者と同様の労作ができ、歩行、階段昇降も健康者並みにできる
Ⅱ度	同年齢の健康者と同様に歩行できるが、坂道・階段は健康者並みにはできない
Ⅲ度	平地でも健康者並みに歩けないが、自分のペースなら1マイル(1.6km)以上歩ける
Ⅳ度	休み休みでなければ50m以上歩けない
Ⅴ度	会話・着替えにも息切れがする。息切れのため外出できない

■表2　New York Heart Association（NYHA）分類 心疾患に関する心不全の重症度分類

Ⅰ度	心疾患があるが、身体活動には特に制約がなく日常労作により、特に不当な呼吸困難、狭心痛、疲労、動悸などの愁訴が生じないもの。
Ⅱ度	心疾患があり、身体活動が軽度に制約されるもの：安静時または軽労作時には障害がないが、日常労作のうち、比較的強い労作（例えば、階段上昇、坂道歩行など）によって、上記の愁訴が発現するもの。
Ⅲ度	心疾患があり、身体活動が著しく制約されるもの：安静時には愁訴はないが、比較的軽い日常労作でも、上記の主訴が出現するもの。
Ⅳ度	心疾患があり、いかなる程度の身体労作の際にも上記愁訴が出現し、また、心不全症状、または、狭心症症候群が安静時においてもみられ、労作によりそれらが増強するもの。

日常生活

胸がしめつけられるような痛みを感じたことがありますか？

痛みを胸に感じる疾患には、心血管系疾患、呼吸器疾患、消化器疾患などがあるが、しめつけられるような痛みは狭心症である場合が多い。

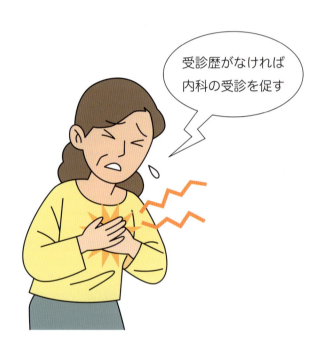

受診歴がなければ内科の受診を促す

医療面接

1　胸のどのあたりが痛みましたか？

『原因不明の歯痛がある』
　↳狭心症の初期症状の場合がある。
　　☞ 狭心症・心筋梗塞 P024

『症状があっても、循環器内科等への受診歴がない』
　↳内科への受診を促す。

2　いつ頃痛みがありましたか？

『夜間・早朝に発作が起こる』
　↳冠攣縮性狭心症や異型狭心症の場合が多い。
　　☞ 狭心症・心筋梗塞 P024

3　持続時間はどのくらいですか？

　➡発作は数秒から数分続くが、概ね15分以内には消失する。
　　※これ以上発作が続く場合は心筋梗塞。

1 胸のどのあたりが痛みましたか？

　前胸部、特に左胸、左肩の狭心痛が主症状で、他の部位（心窩部から頸部や左肩へ向かう放散痛等）にも見られるが、図1のように狭心症での痛みの部位は様々である。また、それは発作的で圧迫感の場合もある。患者の表現は、この他に「胸が押さえつけられるような」、「胸が焼けつくような」、「胸の奥の方が」、「喉が痛い」といったものがあるが、歯科では特に、原因不明の「歯痛」が初期症状の場合もある。

■図1　狭心症での痛みの部位

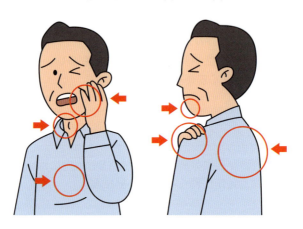

■表1　胸に痛みを感じる疾患

心血管系疾患	呼吸器疾患	消化器疾患
狭心症、心筋梗塞／急性心筋炎／僧帽弁逸脱症／大動脈弁疾患／不整脈／心臓神経症／急性心不全／大動脈瘤破裂／解離性大動脈瘤	肺炎／膿胸／縦隔気腫／肺がん／肺血栓塞栓症／肺梗塞症／気胸／胸膜炎／胸膜腫瘍	食道破裂／逆流性食道炎／急性膵炎／胆のう炎／胆石症／十二指腸潰瘍／胃潰瘍／食道痙攣

2　いつ頃痛みがありましたか？

　発作が夜間、早朝の場合は、冠動脈の機能的攣縮（spasm）で心筋血流量が低下しておこる冠攣縮性狭心症、異型狭心症の場合が多い。

3　持続時間はどのくらいですか？

　発作は数秒から数分続くが、概ね15分以内には消失する（発作がこれ以上続く場合は心筋梗塞）。

歯科治療時の注意点　　胸がしめつけられるような痛みを感じたことがありますか？

■ 内科への受診を促す

　症状があっても、循環器内科等への受診歴がない場合は、対診し、心電図（安静時心電図、運動負荷時心電図）検査、心エコー、心筋シンチグラフィー、心カテーテル（冠動脈造影）検査等を実施する必要性がある。

日常生活

食べる時にむせることがありますか？

　食物や飲み物を嚥下する時、気管と食道の分岐点に存在し瞬時に気管にふたをする喉頭蓋は、延髄の嚥下中枢の指令によって機能する。高齢者においては、神経系機能の低下によって嚥下中枢からの指令が嚥下するタイミングより遅延し、ふたが十分にされないため、気管に食物や飲み物が入ってしまう。そして、咳反射によって気管に入った食物や飲み物を排出しようとする。これが「むせ」である。

　食事中のむせの発現は、加齢による神経系機能の低下と筋肉系の衰退、すなわち嚥下機能の低下の徴候である。嚥下機能の低下に咳反射機能の低下も加わると、誤嚥性肺炎を発症しやすい状態に陥る。また、年齢に関係なく、嚥下機能の障害によって食事中にむせを起こす疾患には、脳血管障害、神経筋疾患（脊髄小脳変性症、パーキンソン病など）、脳性麻痺、先天性精神運動発達遅滞、後天的形態異常（悪性腫瘍切除後など）などがある。

　歯科治療は、注水下に施行されることが多い。歯科治療に際しては、患者の現在の嚥下機能レベルを把握しておかなければならない。

医療面接

1　食事中のむせはいつからですか？

『最近、急激に食事中のむせが出現するようになった』

↳対診し、脳血管障害、神経筋疾患に関する精査を依頼。

2　食事の時間はどのくらいですか？

『（上肢の異常ではなく）明らかに食塊1回分の嚥下に時間を要する』

↳嚥下機能が低下している可能性がある。以下に注意。
　a）修復物などの落下防止を徹底。
　b）注水下の処置には細心の注意を払う。
　c）水平位での処置や長時間の処置は回避する。

3　肺炎になったことがありますか？

『誤嚥性肺炎の既往がある』

↳嚥下機能が低下している可能性がある。以下に注意。
　a）修復物などの落下防止を徹底。
　b）注水下の処置には細心の注意を払う。
　c）水平位での処置や長時間の処置は回避する。

➡誤嚥性肺炎予防に、口腔ケアを積極的に行う。

1 食事中のむせはいつからですか？

　患者自身が、嚥下機能の低下の原因を認識していない場合もある。急激にむせるようになったか緩やかにそうなったかを確認する。加齢変化による場合は、緩やかである。最近、急激に食事中のむせが出現するようになった場合は、脳血管障害、神経筋疾患の可能性がある。必ず対診し、精査を依頼する。

2 食事の時間はどのくらいですか？

　上肢の異常ではなく、明らかに食塊1回分の嚥下に時間を要する場合、嚥下機能が低下している可能性がある。さらに、空嚥下を連続的にさせ、30秒間に3回できない場合、嚥下障害がある可能性がある（反復唾液嚥下テスト）。歯科治療の際には、修復物などの落下防止に関する安全対策を徹底する。注水下の処置では、十分なバキューム操作、ラバーダムの装着など咽頭部への水の流れ込みに細心の注意を払う。また、水平位での処置や長時間の処置は、回避すべきである。

3 肺炎になったことがありますか？

　誤嚥性肺炎の既往がある場合、嚥下機能が低下している可能性がある。前述したのと同様、修復物などの落下防止を徹底し、注水下の処置には細心の注意を払う。また、水平位での処置や長時間の処置は回避する。誤嚥した可能性がある場合、抗菌薬の予防投与を検討する。一方、誤嚥性肺炎予防に、口腔ケアは重要である。積極的に行う。

歯科治療時の注意点 | **食べる時にむせることがありますか？**

■ 嚥下機能低下患者への対応

◎落下予防を徹底する。
◎注水下の処置では、十分なバキューム操作、ラバーダムの装着など咽頭部への水の流れ込みに細心の注意を払う。
◎水平位での処置や長時間の処置は、回避する。
◎誤嚥した可能性がある場合、抗菌薬の予防投与を検討する。
◎誤嚥性肺炎予防のために、口腔ケアを積極的に行う。

---

column

▶歯科医療と誤嚥性肺炎

　我が国では、80歳以上の死因の17％が肺炎で、その多くが誤嚥性肺炎である。誤嚥性肺炎の原因菌は、口腔の細菌と強い関連性があることが報告されている（参考文献②）。そして、口腔ケアを数か月行うことで、咽頭の細菌が減少することが報告され（参考文献③）、口腔ケアの重要性が、提唱されるようになってきている。また、摂食機能療法が保険収載され、歯科医師の嚥下機能低下患者管理の重要性が増している。

日常生活

意識がなくなったり、気が遠くなったことがありますか？

　一過性意識障害の既往のある患者に対して、何がきっかけで意識障害になるのか、いつ発症したか、頻度は、原因は何か、という点が重要である。特に、原因によっては致死的合併症が潜在している危険性があるので、原因が不明な場合は、歯科治療を始める前に、対診し、精査しておく必要がある。原因がすでにわかっている場合は、その頻度と対処方法を知っておく必要がある。意識障害が発症するたびに救急車で搬送されている場合、たとえ致死的合併症でなくても、歯科治療中に救急車で搬送する可能性があることを覚悟しておかなければならない。

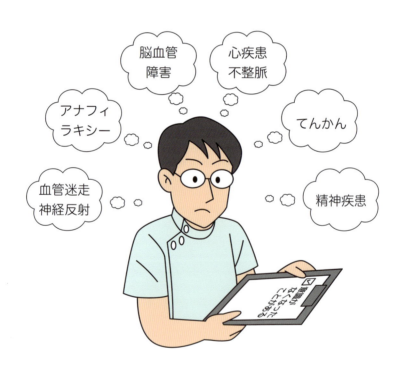

医療面接

1 最近では、いつ、意識がなくなったり、気が遠くなったりしましたか？
それはどんな時でしたか？
頻繁になりますか？

➡対診によって意識障害の原因を突き止めておく必要がある。

『最近発症した』『頻繁に発症する』

↳歯科医院内でも発症する可能性がある。

2 意識がなくなったり、気が遠くなったりした時、どうなりましたか？

➡意識障害時の随伴症状・持続時間・その後の経過について確認する。

3 意識がなくなったり、気が遠くなったりした時、どんな処置を
してもらいましたか？
原因は何といわれましたか？

『病院に搬送されたことがある』

↳その病院に、原因と処置内容（投薬など）について照会する。

『最近発作があった』『頻回に発作がある』

↳歯科治療は緊急処置のみに留める。原因疾患のコントロール状態
について対診する。

『原因不明』

↳一過性脳虚血発作（TIA）や不整脈などが潜在している可能性が
ある。

☞脳卒中《column》一過性脳虚血発作 P111

意識がなくなったり、気が遠くなったことがありますか？ | 205

1 最近では、いつ、意識がなくなったり、気が遠くなったりしましたか？
それはどんな時でしたか？
頻繁になりますか？

　特定の処置・投薬で一過性に意識障害になる場合、その処置・投薬に起因した血管迷走神経反射やアナフィラキシーなどが疑われるが、明らかなきっかけのない一過性の意識障害では、脳血管障害、心疾患、不整脈、てんかん（きっかけがある場合が多いがわかりにくい）、精神疾患（心因性を含む）など多彩な原因が考えられる。歯科治療が始まる前に、対診によって意識障害の原因を突き止めておく必要がある。特に、最近発症した場合や頻繁に発症する場合では、歯科医院内でも発症する可能性があるため、総合病院の内科、脳神経外科、神経内科、精神科、アレルギー科などに、できるだけ早く対診するべきである。

2 意識がなくなったり、気が遠くなったりした時、どうなりましたか？

　意識障害時の随伴症状（その他の自覚症状）について確認しておくと原因を突き止める際の参考になる。また、意識障害の持続時間（数分または数時間）、その後の経過（自然と回復したのかどうか）などの情報も重要である。

3 意識がなくなったり、気が遠くなったりした時、どんな処置を
してもらいましたか？
原因は何といわれましたか？

　意識障害に対して、どのような処置を受けたのかは必ず確認しておく。病院に搬送されたのであれば、その病院に原因と処置内容（投薬など）について照会する必要がある。患者が原因を知っていれば、加療を受けているかどうか、最近の発作の有無、頻度について確認し、最近発作があった、あるいは頻回に発作があるようであれば、歯科治療は緊急処置のみとし、原因疾患のコントロール状態について対診する。原因が不明である場合、短時間で自然回復した場合であっても、患者自身が認識していない一過性脳虚血発作（TIA）や不整脈などが潜在している可能性があるので、対診を優先するべきである。

☞ 脳卒中《column》一過性脳虚血発作　P111

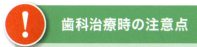

歯科治療時の注意点 — 意識がなくなったり、気が遠くなったことがありますか？

■ 原因究明は医療面接が重要。分からなかったら対診!!

意識がなくなったり、気が遠くなったことのある患者は、歯科医院内でも発症する可能性がある。また、繰り返す可能性があるため、意識がなくなったり、気が遠くなった状況、きっかけ、その症状の後どうなったか、どのような処置を受けたか、などについて確認し、対診する。

---

column

▶ **意識障害**

意識障害とは、脳の広範囲にわたる障害により精神機能が低下し、外界に対する判断、認知、反応が正常にできない状態をいい、一過性と持続性に分類される。一過性の意識消失は、その時間が数秒から数分であり、歯科治療中ではてんかん、失神などがある。持続性の意識消失は数時間から数日、数週と長期間のものをいい、原因疾患は脳血管障害、脳の炎症性疾患、頭部外傷、尿毒症、肝障害、糖尿病性昏睡、低血糖、アルコール中毒、薬物中毒などがある。

《分類と程度》

【傾　眠】
　軽度の意識障害。弱い刺激で覚醒し質問に応答、うつらうつらしている状態。

【昏　迷】
　中等度の意識障害。中等度の刺激に反応して一応は避ける、あるいは瞬時の覚醒。

【半昏睡】
　強い意識障害で強い痛み刺激で手足を動かし顔をしかめる状態。

【昏　睡】
　きわめて強い意識障害で、いかなる刺激にも反応しない状態。失禁を呈する。

【せん妄】
　興奮して意志の疎通が不可能な状態で見当識低下、幻覚を伴う。

【錯　乱】
　軽度の意識と見当識障害で幻覚はない。

日常生活

歯科治療中に気分が悪くなったことがありますか？

　「治療中に気分が悪くなった」という訴えは、歯科診療における全身偶発症としてしばしば耳にするトラブルの一つである。歯科治療時の気分不快の原因はさまざまであるが、心因性反応あるいは血管迷走神経反射によるものがほとんどである。

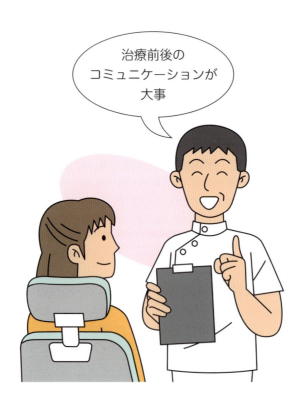

医療面接

1　その時の体調はどうでしたか？

➡全身疾患や体調による影響も考慮して医療面接を進める。

2　どんな治療で気分が悪くなりましたか？

➡歯科治療中に生じた気分不快の原因、症状、治療経過などを正しく判断した上で、再発防止のための対応を検討。

3　どのような症状でしたか？
**　どのような処置を受けましたか？**

『アナフィラキシーショック発現』

↳救急搬送が必要。

『過換気症候群』

↳呼吸法の是正により症状が軽減する。

『妊婦の仰臥位低血圧症候群』

↳左側臥位をとることにより改善される。

4　治療中、気分が悪くなったことが何回もありますか？

➡気分不快経験の有無に関わらず、アレルギーに関する確認は必須。

➡ヒステリーや過換気症候群、精神疾患などでは、気分不快を繰り返すこともある。

1 その時の体調はどうでしたか？

　歯科治療中に生じる気分不快のほとんどは血管迷走神経反射によるものであるが、全身疾患や体調による影響も考慮して医療面接をすすめる必要がある。

2 どんな治療で気分が悪くなりましたか？

　気分不快の引き金となる操作として局所麻酔に関連したものが多い。その殆どは、針穿刺時や薬液注入時の疼痛あるいは過緊張の結果生じた血管迷走神経反射である。局所麻酔剤による反応は稀であり、歯科臨床で最も多く用いられているリドカインによるアナフィラキシーの発現頻度は0.00007％と極めて低い。また、防腐剤（パラベン）によるアレルギー反応も報告されているが、最近は防腐剤非含有のリドカイン製剤が主流となってきている。

3 どのような症状でしたか？
どのような処置を受けましたか？

4 治療中、気分が悪くなったことが何回もありますか？

　血管迷走神経反射では、血圧低下と脈拍数の減少が特徴的に生じるが、多くの場合ショック体位と酸素吸入処置により短時間で回復する。アナフィラキシーショック発現の際は、心血管症状や皮膚症状、呼吸器症状など重篤な全身状態の悪化を伴うため救急搬送が必要となってくる。過換気症候群では著しい過呼吸が生じ、呼吸法の是正により症状が軽減する。妊婦の仰臥位低血圧症候群は左側臥位をとることにより改善される。ヒステリーや過換気症候群、精神疾患などでは気分不快を繰り返すこともある。

■図1　仰臥位低血圧症候群への対処法

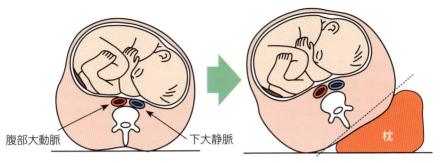

腹部大動脈　　　　　下大静脈

仰臥位では、腹部大動脈や下大静脈が圧迫される。

左側臥位で、圧迫を解除する。

枕

歯科治療時の注意点：歯科治療中に気分が悪くなったことがありますか？

■ 気分不快の再発防止にあたって

　歯科治療中に生じた気分不快の原因、症状、治療経過などを正しく判断した上で、再発防止のための対応を検討する。また、気分不快経験の有無に関わらず、アレルギーについては必須の確認事項である。

■ 歯科治療中における気分不快の原因

- 血管迷走神経反射：治療中の痛み、過度の緊張
- 体調不良、疲労、睡眠不足、徹夜明けの受診、月経
- 日常生活における精神的・身体的ストレス
- 過換気症候群、ヒステリー
- 全身疾患：不整脈、一過性脳虚血発作、精神疾患、低血糖など
- 過度の頸部伸展、妊娠中の仰臥位低血圧症候群
- 歯科治療に用いられる薬剤に対するアレルギー

日常生活

けがをした時に血が止まりにくかったことがありますか？

　通常では出血しない程度の軽い刺激による出血、自然出血を伴う歯肉炎、口腔出血、または出血するとなかなか止血しない状態では、出血性素因を疑う必要がある。

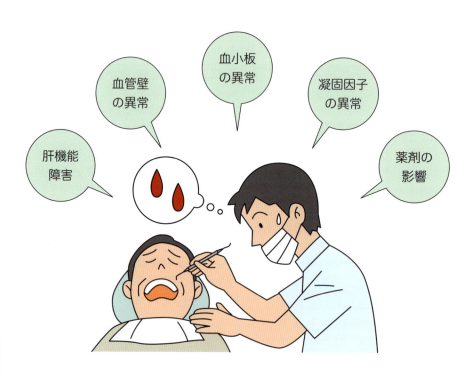

医療面接

1 血液や血管の病気はありますか？

➡出血の原因として、以下を考える。
- a）凝固因子の異常
- b）血小板の異常
- c）血管壁の異常
- d）肝機能障害
- e）薬剤の影響

『出血傾向が疑われる』

↳病歴、家族歴、出血斑の性状、出血部位、内服薬剤を確認。

2 血が止まりにくくなる薬を飲んでいますか？

『バイアスピリン®を服用している』
『ワルファリンを服用している』
『DOACを服用している』

↳薬を飲んでいる原因疾患とその症状を確認する。
※ワルファリンを服用している場合にはPT-INRによる評価が必須。

➡アスピリン製剤やNSAIDsの投与は、出血の増加や消化性潰瘍（消化管出血など）の増悪を招くことがある。

➡DOACを含め抗血栓薬の服用については内科主治医との対診が必要。

3 肝臓の病気はありますか？

☞肝臓病（肝炎等）P068

4 現在、内科的治療を受けていますか？

➡歯科治療は、基本的に内科医へ対診し情報を得た後に行う。

5 最近、血液検査を受けたことはありますか？

➡必要に応じて、内科医に血液凝固に関する検査を依頼。意見を求める。

けがをした時に血が止まりにくかったことがありますか？

日常生活

けがをした時に血が止まりにくかったことがありますか？｜213

⚠ 歯科治療時の注意点　けがをした時に血が止まりにくかったことがありますか？

■ 出血傾向を示す状態とは

出血の原因として、凝固因子の異常、血小板の異常、血管壁の異常、肝機能障害、薬剤の影響を考える。

表1　出血傾向を示す異常

凝固因子の異常	血小板の異常	血管壁の異常	薬剤による影響	肝機能障害
・血友病 ・von Willebrand病 ・ビタミンK欠乏症	・血小板減少性紫斑病 ・再生不良性貧血	・アレルギー性紫斑病 ・ビタミンC欠乏症	・抗血小板薬（バイアスピリン®） ・抗凝固薬（ワーファリン®、DOAC®）	・肝硬変

【1】抗血栓療法に対して

　抗血小板薬、抗凝固薬を服用している場合には、投薬が必要となった原疾患、投薬状況、抗凝固療法のコントロールに関する情報を把握する。ワルファリンを服用している場合にはPT-INRによる評価は必須である。一般にPT-INR＜3であれば局所止血剤や縫合、圧迫シーネなどによる局所止血を確実に行うことを前提に観血的処置も可能である。投薬の際、アスピリン製剤やNSAIDsの投与は出血の増加や消化性潰瘍（消化管出血など）の増悪を招くことがあるため十分な注意が必要である。リバーロキサバン、アピキサバン、エドキサバン、ダビガトランなどのDOACでは、止血機能を示す臨床的な指標が無いため、観血的処置にあたっては医科との十分な対診が必要である。

【2】専門医との連携

　出血傾向が疑われた場合は、病歴、家族歴、出血斑の性状、出血部位、内服薬剤を確認する。必要に応じ内科医に血液凝固に関する検査を依頼し意見を求める。

　歯科治療は、基本的に内科医へ対診し情報を得た後に行う。疾患の安定期であれば、通常の非観血的治療は可能である。観血的処置は主治医との連携のもと、原疾患に対する補充療法が必要となる。

　血小板減少性紫斑病では副腎皮質ステロイド薬の使用についても確認しておく。

☞ 副腎皮質ステロイド薬 P158

column

▶DOAC

　ダビガトランやリバーロキサバン、アピキサバン、エドキサバンなどの直接経口抗凝固薬（Direct Oral Anticoagulants）を指す。トロンビンや第Ⅹa因子を直接阻害することにより抗血栓作用を有し、心房細動による心原性脳塞栓症の予防に用いられる。**ワルファリンと比較し、最高血中濃度到達時間や半減期が短いという特徴を有する。また現在、抜歯後の出血性合併症予測の指標となり得る臨床的に有用な検査項目はない。**

■表2　ワルファリンと DOAC

	ワルファリン	DOAC	
一般名 （商品名）	ワルファリンカリウム （ワーファリン®）	ダビガトラン （プラザキサ®）	リバーロキサバン （イグザレルト®） アピキサバン （エリキュース®） エドキサバン （リクシアナ®）
標的因子	ビタミンK依存症 凝固因子	トロンビン	第Ⅹa因子
最高血中濃度 到達時間	4～5日	0.5～2時間	0.5～4時間
半減期	40時間	12～14時間	5～14時間
抜歯後の出血性 合併症予測の指標	PT-INR	臨床的に有効とされる検査項目はない	

けがをした時に血が止まりにくかったことがありますか？

日常生活

妊娠・授乳中ですか？

　妊娠・授乳中の患者に、歯科治療を施す場合、母子両者の安全性に考慮しなければならない。周産期の時期、現在の体調などを的確に医療面接し、適切な対応を必要とする。特に、薬剤の使用やエックス線検査などは、慎重な対応を必要とする。しかしながら、歯科疾患によって食事摂取が困難になると、母体にも胎児や乳児にも悪影響を及ぼす。不必要に投薬を回避したり、歯科処置を延期したりして、歯科疾患を悪化させてはならない。治療の必要性と危険性を照らし合わせるための十分な知識と、その裏付けによる的確な判断が必要である。妊娠中は、つわりや女性ホルモンの影響によって歯牙う蝕症にも歯周疾患にもなりやすくなる。歯牙う蝕症は、生まれる子供へ母子伝播する。歯周疾患は早産や低体重児出産のリスクになる。また、産後は乳幼児を連れての歯科への通院は大変であるなどの理由から、妊娠中期（5〜7か月）は、むしろ積極的に歯科治療を行うべきである。

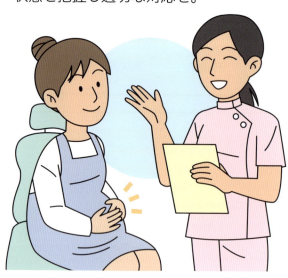

妊娠の可能性・疑いがある患者をはじめ、状態を把握し適切な対応を。

医療面接

1 妊娠何か月ですか？（産後どのくらいですか？）

➡周産期の時期を把握し、治療の必要性と危険性をよく照らし合わせて対応する。

➡歯科治療に緊急性がなければ、可能な限り以下の安全な時期に行う。
　ａ）妊娠中期（5〜7か月）
　ｂ）産後2か月以降

➡エックス線については、患者に十分に説明し同意を得た後、遮蔽を十分に行い使用する。

➡局所麻酔の使用や薬剤の処方は、患者に十分に説明をした後、同意を得てから行う。

2 体調はいかがですか？

➡妊婦の現在の状態をよく把握し、歯科治療を施行。

➡妊娠高血圧症候群（血圧上昇、蛋白尿、初産婦に多い）の可能性を考慮し、最近の血圧やむくみの有無も確認。

➡体調に併せて、ブラッシングを含めた歯科的管理が大切。

3 食事をしっかり摂っていますか？

➡妊婦にとって、食事摂取は重要事項である。歯科疾患が原因で食事が困難になっている場合は、先んじて解決しなければならない。

妊娠・授乳中ですか？

日常生活

妊娠・授乳中ですか？ | 217

1 妊娠何か月ですか？（産後どのくらいですか？）

　周産期の時期をよく把握し、処置の必要性と危険性を照らし合わせて、対応する。不必要に治療を回避したり、延期してはならない。歯科治療施行は妊娠中・産後のどの時期も絶対的禁忌ではないが、歯科治療に緊急性がなければ、妊娠中期、産後2か月以降の安全な時期に行う。

●妊娠初期（1〜4か月）
　妊娠した月経周期が妊娠1か月で、予定月経のなかった日から2か月に入る。受精・着床から胎盤完成までの時期である。流産や催奇性などの問題があるので、歯科治療施行は緊急性がなければ、回避する。

●妊娠中期（5〜7か月）
　胎盤が完成し、安定した時期である。ほとんどの歯科治療施行が、可能である。

●妊娠後期（8か月以降）
　胎児の成長によって、横隔膜が押し上げられ、心臓への負担の増加や呼吸数の増加などが生じてくる。また、胎児循環や分娩への影響を考慮し、歯科治療施行は緊急性がなければ、回避する。

●産後1か月
　生理的にも精神的にも不安定なので、歯科治療施行は緊急性がなければ、回避する。

●産後2か月以降
　ほとんどの歯科治療施行が、可能である。

2 体調はいかがですか？

　妊婦は、ホルモンバランスの変化や胎児の成長にともない様々な体調変化が生じる。妊婦の現在の状態をよく把握し、歯科治療を施行する。また、妊娠は、歯肉炎や口内炎など口腔内に様々な変化をもたらす。体調に併せて、ブラッシング指導を含めた積極的歯科的管理が重要である。妊娠高血圧症候群（血圧上昇、蛋白尿、初産婦に多い）の可能性も考慮し、最近の血圧やむくみの有無も確認する。

3　食事をしっかり摂っていますか？

　妊婦にとって、食事の摂取は母体だけでなく胎児の成長のためにも重要である。歯科疾患が原因で食事の摂取に支障が生じている場合、先んじてその解決を検討するべきである。

歯科治療時の注意点　　妊娠・授乳中ですか？

■ 薬剤やエックス線の安全性
　妊娠中期および産後2か月以降（授乳中）の安全な時期で、治療上の有益性が危険性を明らかに上回る場合であっても、薬剤やエックス線の使用については、患者に十分に説明し同意を得た後に使用する。各安全性について、列記する。

【抗菌薬】
　ペニシリン系、セフェム系、マクロライド系のアジスロマイシンがより安全である。テトラサイクリン系、アミノグリコシド系、クロラムフェニコール、ニューキノロン系、サルファ剤は回避する。

【鎮痛薬】
　可能な限り、非ステロイド性抗炎症薬の使用は回避する。アセトアミノフェンが比較的安全である。

【局所麻酔】
　胎盤を通過して胎児血中に移行、また乳汁中にも容易に移行するが、悪影響を及ぼす可能性は極めて少ない。

【エックス線】
　歯科での使用による被曝量は、問題にならない。ただ、回数は可能な限り少なくするよう考慮する。当然であるが、腹部の遮蔽は必ず行う。

【体位】
　妊娠後期では、仰臥位によって静脈還流血液が減少し、血圧低下を起こすことがある。その場合、左側臥位に体位変換する（右側背側にバスタオルなどを入れる、P211 図1）。

第2部 | 医療連携への入門

第 1 章

臨床検査の考え方・読み方

臨床検査の考え方 ——————————————— 222
臨床検査の読み方 ——————————————— 224

第 2 章

照会状（対診書）と紹介状の書き方

診療情報連携共有料を活かせ！ ————————— 229
照会状（診療情報提供依頼書）の記載事項 ————— 230
紹介状（診療情報提供書）の記載事項 ——————— 232

臨床検査の考え方

1 臨床検査よりも医療面接と対診

- 患者の観察と医療面接による全身評価が重要。
- 対診による医療連携を積極的に行う。

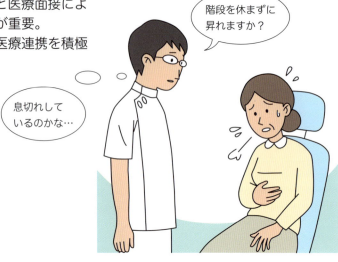

2 でも、臨床検査値を読む力は必要

- 患者が持参した、または対診した主治医から提供された臨床検査値を解釈できる知識は必要。
- この検査は、何のための検査？
  正常値より高い場合は？
  低い場合は？

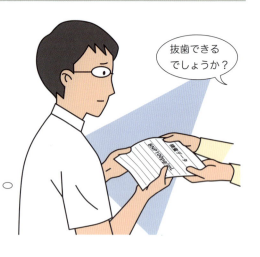

3 検査値から疾患・臓器障害の重症度を知る

- 臨床検査値から疾患・臓器障害の重症度を知ることができる(たとえば、HbA1c、PT-INR、BNP)。
- どの程度の重症度であれば、歯科治療にどのような影響があるかを知っておく必要がある。

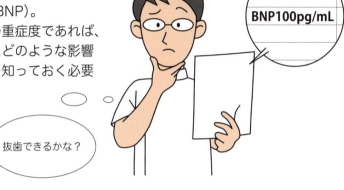

4 テキストを使いこなそう

- 記憶があいまいであれば、診療ガイドラインの要点をまとめたテキストで、きちんと調べましょう。
- 診療ガイドラインでは、臨床検査値は診療方針を決定する指標となっており、それに基づいて歯科治療方針も決めていく。

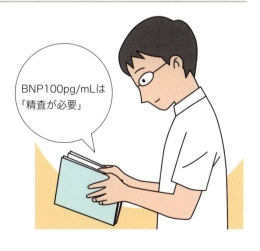

臨床検査の読み方

　一般の歯科医院において血液検査が行われる割合は少ない。内科主治医との対診により提供された臨床検査結果、ならびに医療面接から得られた全身疾患などに関する病態の重症度を評価し、歯科治療計画立案や実際の処置内容に反映させる必要がある。

　表1〜10に一般的な検査項目と関連する全身疾患の評価について示す。

1．血液一般検査

■表1　血液一般検査

検査項目	基準値
白血球数（WBC）	3300〜9100個/μL
赤血球数（RBC）	男性…430〜570万/μL、女性…390〜520万/μL
ヘモグロビン量（Hb）	男性…13.0〜16.6g/dL、女性…11.4〜14.6g/dL
ヘマトクリット値（Ht）	男性…40〜52％、女性…35〜47％
血小板数（Plt）	13〜35万/μL
赤血球沈降速度	男性…1〜10mm、女性…2〜15mm（1時間後）

　基準値は施設、検査法により異なる。

2．肝機能に関する検査

■表2　確認すべき血液検査項目

検査項目	基準値	検査の概要・意義
AST（GOT）	8～40U	肝細胞内に存在する酵素で細胞の破壊によって血中に逸脱してくる。これらの検査値の上昇は肝機能の低下を示す。
ALP（GPT）	5～30U	
LDH	100～450U	
アルブミン値	3.8～5.3g/dL	アルブミン値、A/G比の低下は肝障害の程度を反映する。肝硬変ではA/G比＜1となる。
A/G比	1.2-2.1	
ChE（コリンエステラーゼ）	200～500U/L	肝障害の程度に応じて血清活性の低下が起こる。重症肝障害では他の検査値より早期に出現するため肝機能評価に有用。
Plt（血小板数）	13～35万/μL	肝炎や肝硬変により生じる肝臓の線維化の指標となる（表3参照）
PT（プロトロンビン時間）	9～13秒	肝で作られる凝固蛋白の産生能。肝機能の重症度を知ることができる。

■表3　肝硬変の進行度と血小板数

進行度	F0	F1	F2	F3	F4
血小板数	18万以上	15～18万	13～15万	10～13万	10万以下
病態	線維化なし	門脈域の線維性拡大	線維性架橋形成	小葉のひずみを伴う線維性架橋形成	結節形成傾向が全体に認められる。肝硬変

■表4　肝硬変の重症度評価（Child-Pugh分類）

項目　　　ポイント	1点	2点	3点
肝性脳症	なし	軽度	時々昏睡あり
腹水	なし	少量	中等量
血清ビリルビン（mg/dL）	2.0未満	2.0～3.0	3.0超
血清アルブミン（g/dL）	3.5超	2.8～3.5	2.8未満
プロトロンビン時間（%）	70超	40～70	40未満

Child-Pugh分類		
	Grade A	5～6点
	Grade B	7～9点
	Grade C	10～15点

各項目の点数を加算しその合計点で分類する。

3．腎機能に関する検査

■表5　確認すべき血液検査項目

検査項目	基準値	検査の概要・意義
血清クレアチニン（Cr）	男：0.6〜1.2 女：0.4〜0.9（mg/dL）	タンパク質が筋肉で分解された代謝産物。糸球体濾過率GFRとよく相関し、腎機能の一般的な指標となる
尿素窒素（BUN）	9〜20mg/dL	タンパク質の代謝物で腎臓が主な排泄経路となるため、腎機能の指標となる。
クレアチニンクリアランス（Ccr）	男：90〜120 女：80〜110（mL/min）	糸球体濾過率を反映する。
GFR（表6参照）	≧90 （mL/min/1.73m^2）	1分間に糸球体が血液を濾過する量。血清Cr、年齢、性別から推算される。

■表6　慢性腎臓病（CKD）の重症度分類

原疾患	蛋白尿区分		A1	A2	A3
糖尿病	尿アルブミン定量（mg/日） 尿アルブミン/Cr比（mg/gCr）		正常	微量アルブミン尿	顕性アルブミン尿
			30未満	30〜299	300以上
高血圧 腎炎 多発性嚢胞腎 移植腎 不明 その他	尿蛋白定量（g/日） 尿蛋白/Cr 比（g/gCr）		正常	軽度蛋白尿	高度蛋白尿
			0.15未満	0.15〜0.49	0.50以上
GFR区分 （mL/分 /1.73 m^2）	G1	正常または高値	≧90		
	G2	正常または軽度低下	60〜89		
	G3a	軽度〜中等度低下	45〜59		
	G3b	中等度〜高度低下	30〜44		
	G4	高度低下	15〜29		
	G5	末期腎不全（ESKD）	<15		

重症度は原疾患・GFR区分・蛋白尿区分を合わせたステージにより評価する。CKD の重症度は死亡、末期腎不全、心血管死亡発症のリスクを緑 ■ のステージを基準に、黄 ■ 、オレンジ ■ 、赤 ■ の順にステージが上昇するほどリスクは上昇する。（KDIGO CKD guideline 2012 を日本人用に改変）（日本腎臓学会編　エビデンスに基づく CKD 診療ガイドライン 2018 より引用）

臨床検査の読み方

226｜臨床検査の読み方

4．糖尿病に関する検査

■表7　糖尿病に関する検査項目

検査項目	基準値	検査の概要・意義
血糖値（空腹時）	60〜110mg/dL	測定時におけるブドウ糖の値
ヘモグロビンA1c（HbA1c）	4.7〜6.2%	過去1〜2か月の平均血糖値を反映
フルクトサミン	205〜285μmol/L	過去1〜3週間の平均血糖値を反映
グリコ（糖化）アルブミン	11〜16%	過去1〜2週間の平均血糖値を反映
1.5AG	男：15〜45 女：12〜29（μg/mL）	血糖コントロール状況をリアルタイムに測定

■表8　血糖コントロール目標

	コントロール目標値		
目　標	血糖正常化を目指す際の目標	合併症予防のための目標	治療強化が困難な際の目標
HbA1c(%)	6.0未満	7.0未満	8.0未満

☞ 糖尿病《column》血糖コントロール目標 P055

臨床検査の読み方

5．心臓疾患に関する検査

■表9　心不全診断におけるBNP・NT-proBNPのカットオフ値

心不全の診断指標として、BNPやNT-proBNPなどの検査項目が用いられている。

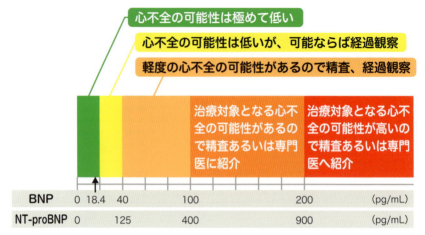

【参考】日本心不全学会予防委員会／血中BNPやNT-proBNP値を用いた心不全診療の留意点について

6．出血・止血機能に関する検査

■表10　出血・止血機能に関する検査項目

検査項目	基準値	検査の概要・意義
血小板数	13～35万/μL	血小板減少性紫斑病、再生不良性貧血
出血時間	1～5分（Duke法）	一次止血（血小板数、血小板機能、血管機能）を反映
プロトロンビン時間（PT）	10～15秒	凝固外因系因子（Ⅰ、Ⅱ、Ⅴ、Ⅶ、Ⅹ）の活性を反映
活性化部分トロンボプラスチン時間（APTT）	30～50秒	凝固内因系因子（Ⅴ、Ⅷ、Ⅸ、Ⅹ、Ⅺ、Ⅻ）の活性を反映
PT-INR	0.8～1.2	ワーファリン経口抗凝固療法のコントロール推奨値：PT-INR=2.0～3.0。70歳以上の高齢者などの、出血の合併症の恐れがあるときにはPT-INR=1.6～2.6

照会状（対診書）と紹介状の書き方

1．診療情報連携共有料を活かせ！

　初診時等で全身疾患の罹患が医療面接およびお薬手帳等で明らかになった場合は、患者の受療状況（診療情報）を十分に把握する必要がある。その際、当該医療機関へ求める（照会する）書類を照会状または対診書、診療情報提供依頼書という。

　平成30年度診療報酬改定で、診療情報連携共有料が新たに導入された。これは、その名の通り、医科の保険医療機関と歯科の保険医療機関の間で診療情報を共有することを目的としたものであり、これにより、質の高い診療が効率的に行われることを目的とするものである。この通則にも記載されているように、慢性疾患を有する患者や歯科診療を行う上で特に全身的な管理の必要性があり、その検査結果や診療情報を確認する必要がある患者が対象である。

　診療情報連携共有料については、保険医療機関ごとに患者1人につき診療情報の提供を求めた日の属する月から起算して3月に1回しか算定できないが、算定の可否に関係なく、患者からの申告や症状等で照会が必要な場合は、その都度、行うべきである。

　一方、紹介状は、医療機関が他の医療機関等へ患者を紹介（診療依頼）する際に発行する書類である。これについては上記とは異なる目的であるので、書式も異なり、規定の書式（診療情報提供書）に記載する。

> ◆照会状および紹介状のテンプレートは、下記URLよりダウンロードしてお使いいただけます。
>　⇒ www.media-inc.co.jp/books/monshin/
> ◎PDF版とWord版があります。
> ◎Word版はダウンロード後、貴医院にて加筆・修正してお使いいただくことも可能です。

照会状（対診書）と紹介状の書き方

2．照会状（診療情報提供依頼書）の記載事項

（1）患者情報
①氏名 ②性別 ③住所 ④電話番号 ⑤年齢（生年月日）

（2）当院傷病名
歯科病名及び部位は、略称ではなく、漢字で記載する。

（3）治療予定
予定処置・手術に関する具体的な術式、予定処置時間、手術侵襲の程度（切開域、出血量、疼痛の程度等）、予後等について記載する。また、緊急対応として応急処置を行った場合は処置内容を記載する。

（4）処方・麻酔等
薬剤名・用法・用量・投与期間等を記載する。また、局所麻酔剤使用の有無、使用時の種類・使用量を記載する。

（5）診療情報の提供を求める内容
まず照会の目的を記載し、歯科治療を行う上で必要な情報を具体的に記載（医科病名、検査結果、投薬内容等）して提供を求める。また、予診票（問診票）及び医療面接にて得られた全身疾患の情報（既往歴、家族歴等）がある場合は記載する。

（6）備考

《照会時の留意点》

　照会の目的は、その疾患や投与薬剤などが歯科診療に与える影響を担当する歯科医師が把握することである。

　主治医に対して歯科診療の可否を問う照会状が散見されるが、医師にはその専門領域からの情報を求めているのであって、歯科診療の可否は歯科医師自身がこれらの情報を元に総合的に判断するものである。

　照会の結果、自院ではリスクが高すぎるなどの理由で対処できないと判断した場合は、主治医からの回答書を添付して、高次の医療機関に診療を依頼すべきである。

照会状（診療情報提供依頼書）のサンプル

診療情報連携共有に係る照会

照会先医療機関名

　　　　　　　科　　　　　　　　　殿

　　　　　　　　　　　　　　　　　　　　　　年　　月　　日

　　　名称および住所：

　　　　　　　　　　　　電話番号　　　　　ＦＡＸ
　　　　　　　　　　　　歯科医師氏名　　　　　　　　　印

　貴院（科）にてご加療中の患者さんについて、当院では以下のような歯科治療を予定しております。患者さんの病状や貴院（科）での投薬の状況や歯科治療上留意が必要な事項等について情報提供をお願いいたします。

患者氏名　　　　　　　　　　　殿　性別　男・女	**(1)**
患者住所　　　　　　　　　　　　　　　　　電話番号	
生年月日　明・大・昭・平・令　年　月　日（　）歳　職業	

【当院傷病名】
　□う蝕　　□歯周病
　□その他（　　　　　　　　　　　　　　　　　　　　）　**(2)**

【治療予定】
　□う蝕処置　　□抜歯　　□歯周外科
　□その他（　　　　　　　　　　　　　　　　　　　　）　**(3)**

【処方・麻酔等】

(4)

【診療情報の提供を求める内容】

(5)

【備考】

(6)

※「診療情報連携共有料様式 日本歯科医師会」に準拠。

照会状（対診書）と紹介状の書き方｜231

3．紹介状（診療情報提供書）の記載事項

（1）患者情報
　　　①氏名　②性別　③住所　④電話番号　⑤年齢（生年月日）
（2）歯科病名（当院診断名）
　　　歯科病名及び部位は、略称ではなく、漢字で記載する。
（3）紹介の目的・経緯
　　　紹介の目的（検査・診査・診断・加療等）や紹介に至った症状・
　　　経緯等を記載する。
（4）症状経過及び検査結果
　　　患者が自院に受診するまでの経緯について記載する。また、初診
　　　から相当時間が経過した場合や歯科関連検査について、先方が理
　　　解できる内容で記載する（医師に歯科検査を具体的に記載しても
　　　理解してもらえないことを勘案する）。
（5）治療経過、歯科予定処置・手術等
　　　①治療経過
　　　　これまでに行った歯科治療があればその概要について記載する。
　　　②歯科予定処置・手術について
　　　　具体的な術式、予定処置時間、手術侵襲の程度（切開域、出血
　　　　量、疼痛の程度等）、予後等について記載する。
　　　③局所麻酔剤使用の有無、使用時の種類・使用量
　　　④投薬
　　　　薬剤名・用法・用量・投与期間等を記載する。
　　　⑤応急処置
　　　　緊急対応として応急処置を行った場合に処置内容を記載する。
（6）既往歴及び家族歴
　　　予診票（問診票）及び医療面接にて得た全身疾患の情報を記載する。
（7）現在の処方
（8）備考

紹介状（診療情報提供書）のサンプル

紹　介　状（診療情報提供書）

紹介先医療機関名

　　　　　科　　　　　　　　　　　　殿

　　　　　　　　　　　　　　　　　　　　　　年　　月　　日

　　　　名称および住所：

　　　　　　　　　　　電話番号　　　　　ＦＡＸ
　　　　　　　　　　　歯科医師氏名　　　　　　　　　印

お世話になります。
下記の患者さんについてご紹介申し上げます。よろしくお取り計らいの程お願いいたします。

患者氏名　　　　　　　　　殿 性別 男・女 患者住所　　　　　　　　　　　　　電話番号 生年月日　明・大・昭・平・令　年　月　日（　）歳　職業	**（1）**
【歯科病名（当院診断名）・貴院紹介となった疑い病名等】	**（2）**
【紹介の目的・紹介に至る経緯】	**（3）**
【症状経過及び検査結果】	**（4）**
【治療経過、歯科予定処置・手術等】 **・治療経過** 　　　　　**（5）−①** **・歯科予定処置・手術について** 　　　　　**（5）−②** **・局所麻酔剤使用の有無、使用時の種類・使用量について** 　　　　　**（5）−③** **・投薬について** 　　　　　**（5）−④** **・応急処置** 　　　　　**（5）−⑤**	
【既往歴及び家族歴】当院で把握できた既往歴等は以下の通りです。	**（6）**
【現在の処方】	**（7）**
【備考】	**（8）**

照会状（対診書）と紹介状の書き方

照会状（対診書）と紹介状の書き方｜233

参考文献

高血圧
①日本高血圧学会高血圧治療ガイドライン作成委員会：高血圧治療ガイドライン2019、ライフサイエンス出版
②福島和昭監修：歯科麻酔学 第8版、医歯薬出版、2019

狭心症・心筋梗塞
①日本循環器学会他 2012–2013年度合同研究班：非心臓手術における合併心疾患の評価と管理に関するガイドライン（2014年改訂版）

心臓弁膜症（感染性心内膜炎（IE）のハイリスク患者）
①日本循環器学会他 合同研究班：感染性心内膜炎の予防と治療に関するガイドライン（2017年改訂版）（JCS 2017）
②Nishimura RA, et al.: 2017 AHA/ACC Focused Update of the 2014 AHA/ACC Guideline for the Management of Patients With Valvular Heart Disease: a report of the American College of Cardiology/American Heart Association Task Force on Clinical Practice Guidelines. Circulation 2017; 135: e1159–e1195.

糖尿病
①日本糖尿病学会：糖尿病診療ガイドライン2016、南江堂
②福島和昭監修：歯科麻酔学 第8版、医歯薬出版、2019
③日本糖尿病学会：糖尿病治療ガイド2018-2019、文光堂

喘息
①一般社団法人日本アレルギー学会喘息ガイドライン専門部会監修：喘息予防・管理ガイドライン2015、共和企画
②一般社団法人日本アレルギー学会喘息ガイドライン専門部会監修：喘息予防・管理ガイドライン2018、共和企画
③福島和昭監修：歯科麻酔学 第8版、医歯薬出版、2019

COPD
①後藤隆志、一戸達也：気管支喘息を有する患者に対する歯科治療時の注意点を教えてください、歯科学報、東京歯科大学学会、112（4）、521-524、2012
②川島彬子、前野敏孝、西原冬実、山本悦子、金澤實：COPD患者の入院理由としての誤嚥性肺炎の関与、日本呼吸ケア・リハビリテーション学会誌、一般社団法人日本呼吸ケア・リハビリテーション学会、21（1）、35-39、2011
③一般社団法人日本産業・医療ガス協会、在宅酸素お役立ち情報、"火災による健康被害の事例"、http://www.jimga.or.jp/front/bin/cglist.phtml?Category=10011、（参照2018-10-18）

肝臓病
①和嶋浩一、井上孝、和気裕之編、チャート式こんな患者が来院したら・・・歯科治療と全身疾患、第1版、デンタルダイヤモンド社、2004
②古森孝英編、こんな患者さんが歯科に来たときは？ 全身疾患・口腔外科疾患に対する診療マニュアル、初版、第一歯科出版、2011

③花井康、チェアーサイドの照会状　書いて返書読んでガイドブック、第1版、デンタルダイヤモンド社、2000

④一戸達也、住友雅人編、来院時から急変時まで患者さんの全身管理、医歯薬出版、2005

⑤日本肝臓学会　肝炎診療ガイドライン作成委員会編：C型肝炎治療ガイドライン（第6.2版）、2018年10月

⑥平成25年度厚生労働省厚生科学研究費肝炎等克服緊急対策研究事業（肝炎分野）、科学的根拠に基づくウイルス性肝炎診療ガイドラインの構築に関する研究班：平成26年B型C型慢性肝炎・肝硬変治療のガイドライン

⑦平成27年度日本医療研究開発機構　感染症実用化研究事業（肝炎等克服実用化研究事業）、科学的根拠に基づくウイルス性肝炎診療ガイドラインの構築に関する研究班：平成28年C型慢性肝炎・肝硬変治療ガイドライン

腎臓病
①子島潤、宮武佳子、深山治久、森戸光彦編著：改訂　歯科診療のための内科、第2版、末永書店、2011

②古森孝英編、こんな患者さんが歯科に来たときは？　全身疾患・口腔外科疾患に対する診療マニュアル、初版、第一歯科出版、2011

③金子明寛ほか編、歯科におけるくすりの使い方 2011-2014、デンタルダイヤモンド社、2010

④日本腎臓学会 編集：エビデンスに基づくCKD診療ガイドライン2018、東京医学社

甲状腺疾患
①五幸恵著：病態生理できった内科学Part2.腎・内分泌疾患、医学教育出版

②医療情報科学研究所編：病気がみえるvol.3糖尿病・代謝・内分泌、メディックメディア

副腎皮質機能不全
①椛山加綱編：改訂新版 知らなかったではすまされない！ 有病高齢者歯科治療のガイドライン 上巻、クインテッセンス出版、2013

②一般社団法人日本内分泌学会、一般の皆様へ、内分泌の病気、副腎、アジソン病、http://www.j-endo.jp/ippan/03_disease/02_05.html（参照2019-01-05）

③難病情報センター、病気の解説（一般利用者向け）、アジソン病（指定難病８３）、http://www.nanbyou.or.jp/entry/44（参照2019-01-05）

アレルギー
①ERS/ATS作成合同委員会編集、一ノ瀬正和 日本語版監修：重症喘息―定義、評価、治療に関するERS/ATSガイドライン日本語版―、メディカルレビュー社、2014

②光畑裕正編集：アナフィラキシーショック、克誠堂出版、2008

③一般社団法人日本医療安全調査機構（医療事故調査・支援センター）：医療事故の再発防止に向けた提言第3号 注射剤によるアナフィラキシーに係る死亡事例の分析 平成30年1月

関節リウマチ
①日本有病者歯科医療学会編、今井裕・岩渕博史監修：有病者歯科学、永末出版、2018

②和田健監著、岡田定監修：歯科チェアサイドマニュアル有病者はこう診る 全身疾患のある患者が来院したら、医歯薬出版、2016

脳卒中
①和嶋浩一、井上孝、和気裕之編、チャート式こんな患者が来院したら・・・歯科治療と全身疾患、第1版、デンタルダイヤモンド社、2004
②古森孝英編、こんな患者さんが歯科に来たときは？　全身疾患・口腔外科疾患に対する診療マニュアル、初版、第一歯科出版、2011
③子島潤、宮武佳子、深山治久、森戸光彦編著：改訂　歯科診療のための内科、第2版、末永書店、2011
④金子明寛ほか編、歯科におけるくすりの使い方2011-2014、デンタルダイヤモンド社、2010
⑤花井康：チェアーサイドの照会状　書いて返書読んでガイドブック、第1版、デンタルダイヤモンド社、2000
⑥日本脳卒中学会　脳卒中ガイドライン［追補2017］委員会：脳卒中治療ガイドライン2015［追補2017］

認知症
①飯島祥彦、認知症患者におけるインフォームド・コンセントの取得の現状に関する調査、生命倫理vol27-1、2017
②白野美和、歯科医院のための訪問歯科診療6W1H 、メディア、2016
③道川誠、平野浩彦、吉岡裕雄、福井智子、白野美和、須田牧夫、歯科と認知症～歯科医師の認知症対応力向上に向けて、メディア、2015

骨粗鬆症
①米田俊之他、顎骨壊死検討委員会、骨吸収抑制薬関連顎骨壊死の病態と管理：顎骨壊死検討委員会ポジションペーパー 2016
②佐藤田鶴子編著、日本歯科評論増刊号 疾患を有する高齢者が来院したら？ 歯科医師・スタッフが知っておきたいポイント、ヒョーロン・パブリッシャーズ、2011
③岸本裕充他、骨吸収抑制薬関連顎骨壊死の最新情報、日口腔インプラント誌 第30巻第3号、2017
④日本骨粗鬆症学会他、骨粗鬆症の予防と治療ガイドライン作成委員会編、骨粗鬆症の予防と治療ガイドライン2015年版

HIV
①池田正一著：HIV感染症の歯科治療マニュアル、厚生労働省科学研究補助金エイズ対策研究事業
②医療情報科学研究所編：病気がみえるvol.6免疫・膠原病・感染症、メディックメディア

てんかん
①日本神経学会監修、「てんかん診療ガイドライン」作成委員会編集、てんかん診療ガイドライン2018、医学書院

うつ病
①浦部晶夫ら編：今日の治療薬、南江堂、2019
②久保千春編：心身医学標準テキスト第3版、医学書院、2016

心臓ペースメーカ・植込み型除細動器（ICD）など
①日本循環器学会他　2012年度合同研究班：ペースメーカ, ICD, CRTを受けた患者の社会復帰・就学・就労に関するガイドライン(2013年改訂版) (JCS 2013)

抗血栓薬
①浦部晶夫ら編：今日の治療薬、南江堂、2019
②Ziffer AM et al. Profound bleeding after dental extractions during dicumarol therapy. N Engl J Med 256: 351-353, 1957.
③Marshall J. Rebound phenomena after anticoagulant therapy in cerebrovascular disease. Circulation 28:329-332, 1963.
④日本有病者歯科医療学会、日本口腔外科学会、日本老年歯科医学会編：科学的根拠に基づく抗血栓療法患者の抜歯に関するガイドライン 2015年改訂版、学術社

糖尿病用薬
①日本糖尿病学会：糖尿病治療ガイド2018-2019、文光堂

副腎皮質ステロイド薬
①西田百代：ステロイド療法を受けている人の歯科治療、有病高齢者歯科治療のガイドライン、クインテッセンス出版、東京、1994、121-136
②椙山加綱：ステロイド薬長期服用患者が来院した！　ヒヤリ・ハットこんなときどうする? 歯科治療時の救急テクニック（2）、末永書店、2005、130-135
③Hawkins E, Nixon BP, Hawkins J, et al : Preoperative management of adrenal cortical suppression. J Foot Surg 27 : 321-327, 1988

腫瘍用薬・免疫抑制剤
①Ruggiero SL, et al.: American Association of Oral and Maxillofacial Surgeons position paper on medication-related osteonecrosis of the jaw--2014 update.J Oral Maxillofac Surg. 2014; 72:1938-1956.

骨吸収抑制薬
①米田俊之他、顎骨壊死検討委員会、骨吸収抑制薬関連顎骨壊死の病態と管理：顎骨壊死検討委員会ポジションペーパー 2016
②岸本裕充他、骨吸収抑制薬関連顎骨壊死の最新情報、日口腔インプラント誌 第30巻第3号、2017
③日本骨粗鬆症学会他、骨粗鬆症の予防と治療ガイドライン作成委員会編、骨粗鬆症の予防と治療ガイドライン2015年版

解熱鎮痛消炎薬
①浦部晶夫ら編：今日の治療薬、南江堂、2019
②川合眞一編：COX-2阻害薬Q&A、医薬ジャーナル社、2003

睡眠鎮静薬、抗不安薬
①浦部晶夫ら編：今日の治療薬、南江堂、2019
②医療情報科学研究所編：病気がみえるvol.7脳・神経、メディックメディア

抗てんかん薬
①浦部晶夫ら編：今日の治療薬、南江堂、2019
②医療情報科学研究所編：病気がみえるvol.7脳・神経、メディックメディア

抗うつ薬
①浦部晶夫ら編：今日の治療薬、南江堂、2019

階段を休まずに2階まで昇れますか？
① DHstyle 2009　04、デンタルダイヤモンド社、2009

胸がしめつけられるような痛みを感じたことがありますか？
①福島和昭監修：歯科麻酔学 第8版、医歯薬出版、2019
②室原豊明編：別冊「医学のあゆみ」虚血性心疾患UPDATE、医歯薬出版、2017

食べる時にむせることがありますか？
①向井美恵、山田好秋著：歯学生のための摂食・嚥下リハビリテーション学、医歯薬出版
②Sumi Y et al. High correlation between the bacterial species in denture plaque and pharyngeal microflora. Gerodontlogy 20: 84-87, 2003
③Ichikawa A et al. Professional oral health care reduces the number of oropharyngeal bacteria.J Dent Res 87:594-598, 2008

歯科治療中に気分が悪くなったことがありますか？
①Haugen RN, Brown CW: Case reports: type Ⅰ hypersensitivity to lidocaine. J Drugs Dermatol. 2007; 6
②光畑裕正：アナフィラキシーの治療と機序．日歯麻会誌、2003；31

けがをした時に血が止まりにくかったことがありますか？
①子島潤、宮武佳子、深山治久、森戸光彦編著：改訂　歯科診療のための内科、第2版、末永書店、2011
②椙山加綱：ヒヤリ・ハットこんなときどうする？　歯科治療時の救急テクニック（2）、末永書店、2005
③金子明寛ほか編、歯科におけるくすりの使い方 2011-2014、デンタルダイヤモンド社、2010

妊娠・授乳中ですか？
①Jay P. Sanford著（古川恵一訳）：抗生物質治療マニュアル、メディカル・サイエンス・インターナショナル、1995
②坂本春生、一戸達也編著：Q&A 歯科のくすりがわかる本、医歯薬出版、2007

参考文献 | 239

【監　修】**柴崎浩一**
　　　　日本歯科大学　名誉教授
　　　　特任教授（医科病院・内科）

【編　著】**藤井一維**
　　　　日本歯科大学　教授
　　　　新潟生命歯学部　歯科麻酔学講座

【著　者】**宮脇卓也**
　　　　岡山大学　大学院医歯薬学総合研究科　歯科麻酔・特別支援歯学分野　教授
　　　　岡山大学病院　歯科麻酔科　科長

　　　　福田謙一
　　　　東京歯科大学　教授
　　　　口腔健康科学講座（障害者歯科・口腔顔面痛研究室）
　　　　水道橋病院　スペシャルニーズ歯科・ペインクリニック科　科長

　　　　山口秀紀
　　　　日本大学松戸歯学部　准教授
　　　　歯科麻酔学講座

歯科医院のための全身疾患医療面接ガイド【改訂版】

2013年6月21日　第1版第1刷発行
2019年12月9日　改訂版第1刷発行

　　編　　著　藤井　一維
　　発 行 者　辻　啓延
　　発 行 所　メディア株式会社
　　　　　　　〒113-0033　東京都文京区本郷3-26-6　NREG本郷三丁目ビル8F
　　　　　　　Tel 03-5684-2510（代）
　　　　　　　Fax 03-5684-2516
　　　　　　　www.media-inc.co.jp
　　印 刷 所　株式会社エーヴィスシステムズ

© Kazuyuki Fujii

・本書の複製権・上映権・譲渡権・公衆送信権（送信可能化権を含む）は、メディア株式会社が保有します。
・ JCOPY 〈出版者著作権管理機構　委託出版物〉
　本書の無断複製は著作権法上での例外を除き禁じられています。複製される場合は、そのつど事前に、
　出版者著作権管理機構（電話 03-5244-5088、FAX 03-5244-5089、e-mail：info@jcopy.or.jp）
　の許諾を得てください。

ISBN 978-4-89581-026-5

	008	予診票（問診票）と本書の使い方

予診票（問診票）

018	高血圧
024	狭心症・心筋梗塞
028	不整脈
032	心臓弁膜症
038	心筋症
042	先天性心疾患
046	心不全
050	糖尿病
056	喘息
062	COPD（慢性閉塞性肺疾患）
068	肝臓病（肝炎等）

既往歴

074	腎臓病
080	甲状腺疾患
084	副腎皮質機能不全
088	アレルギー
096	関節リウマチ
102	がん
106	脳卒中
112	認知症
118	骨粗鬆症
126	HIV
130	てんかん
134	うつ病

既往歴（全身疾患の現病歴・既往歴）からのチェック

服用中薬剤

140	循環器系薬剤	
144	心臓ペースメーカ、植込み型除細動器（ICD）など	
148	抗血栓薬	血液・体液用薬
152	糖尿病用薬	
158	副腎皮質ステロイド薬	
164	腫瘍用薬・免疫抑制剤	
168	骨吸収抑制薬	
174	解熱鎮痛消炎薬	
178	睡眠鎮静薬、抗不安薬	
182	抗てんかん薬	中枢神経系用薬
186	抗うつ薬	

服用中薬剤・治療状況からのチェック

日常生活

192	階段を休まずに2階まで昇れますか？
196	胸がしめつけられるような痛みを感じたことがありますか？
200	食べる時にむせることがありますか？
204	意識がなくなったり、気が遠くなったことがありますか？
208	歯科治療中に気分が悪くなったことがありますか？
212	けがをした時に血が止まりにくかったことがありますか？
216	妊娠・授乳中ですか？

日常生活からのチェック

222	臨床検査の考え方・読み方
229	診療情報連携共有料を活かせ！
230	照会状の記載事項
232	紹介状の記載事項